Food Therapy for Kidney Disease

專為 腎臟病 調理設計的

# 五感飲食療法

專業醫師╳營養師精心調配！
好食慾才有好健康！

札幌南一条醫院院長
**工藤 靖夫**／著

# 前言

## 致正準備展開腎臟病飲食療法的大家

許多罹患腎臟病的人都問我：「我該避免做什麼呢」、「我該注意哪些事情」、「我該怎麼做才能夠康復？」

事實上飲食方面確實有應避免與應注意的事情，而飲食可以說是所有治療的最基本前提。

但是，不可否認的現實是，一般人很難長時間維持飲食療法。因為食慾是人類欲望中最強烈的一種，所以難以理解飲食療法的內容，就算理解了要實際調理也是苦差事一件。更何況並非所有腎臟病患者都適用相同食譜，內容會隨著腎臟損壞程度而異。

因此本書想為正苦惱腎臟病飲食療法的患者們盡一份心力，介紹適用於各種類型腎臟病的改善食譜。

2

# 刺激五感的飲食

維持腦部健康，才能夠減少日常壓力對身心的影響，並保有身心健全。

想要消除腦部疲勞，就要學會調配五感的運作。五感自古就是人類的重要感測器，能夠接收外界資訊、確認是否有生命危險。五感接收到的情報會快速傳送至大腦，大腦再依此下達指令，因此與腦部運作息息相關，一旦腦部疲憊，五感就會變得遲鈍；反過來說，五感變遲鈍時也會讓腦部更疲倦。所以「對五感適度的刺激」是維持腦部平衡與健康的重要關鍵。

五感是指視覺（看）、聽覺（聽）、味覺（嚐）、嗅覺（聞）、觸覺（用皮膚感覺）這五種感覺。飲食不僅能夠攝取維持身體運作的營養，還是能夠一口氣刺激五感的重要行為。用餐時不會只用到味覺，連視覺、聽覺、嗅覺與觸覺都會動起來，經過五感的互相調和，才會感受到料理的美味。

本書將依刺激五感的類型分別介紹食譜，所有料理均由膳食管理營養師計算過營養價值，並對調理方法下足工夫，方便腎臟病患者每天輕鬆享用。

此外每道料理都可以透過ＱＲｃｏｄｅ，連結到１分鐘調理影片，輕易確認調理過程。

請各位務必透過刺激五感的快樂飲食調理身心健康。

札幌南一条醫院院長　工藤靖夫

# 目錄

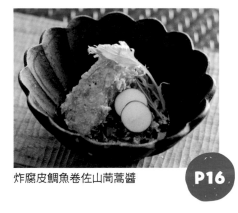

炸腐皮鯛魚卷佐山茼蒿醬

P16

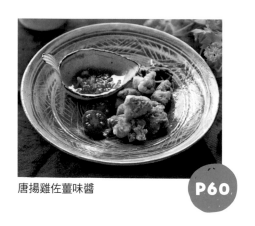

唐揚雞佐薑味醬

P60

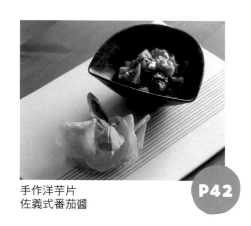

手作洋芋片
佐義式番茄醬

P42

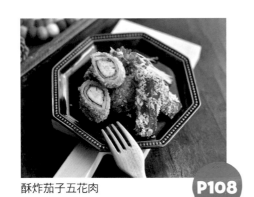

酥炸茄子五花肉    **P108**

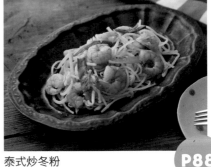

泰式炒冬粉    **P88**

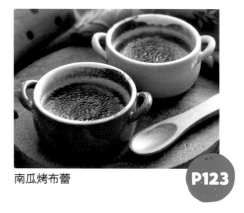

南瓜烤布蕾

**P123**

**Part 1**

# 刺激視覺
# 的飲食

　　食物的美味不僅源自於味覺，是由五感交織而成的，其中視覺的影響力更是龐大，甚至有研究結果認為視覺的影響力多達87%[1]。

　　舉例來說，以刺激食慾的紅、黃、綠等色為主，以黑、白色為輔的料理就很受歡迎。除了色彩以外，賦予料理立體感的擺盤、餐具、桌飾等也都是只要稍加留意，就能夠大幅改變美味程度。

　　本章將介紹能夠透過食物色彩、光澤、模樣、形狀、擺盤刺激視覺的食譜。

---

1 富田圭子、北山祥子、小野真紀子等：桌巾等對味覺的影響，日本色彩學會誌，SUPPLEMENT，28，pp.38-39，2004。

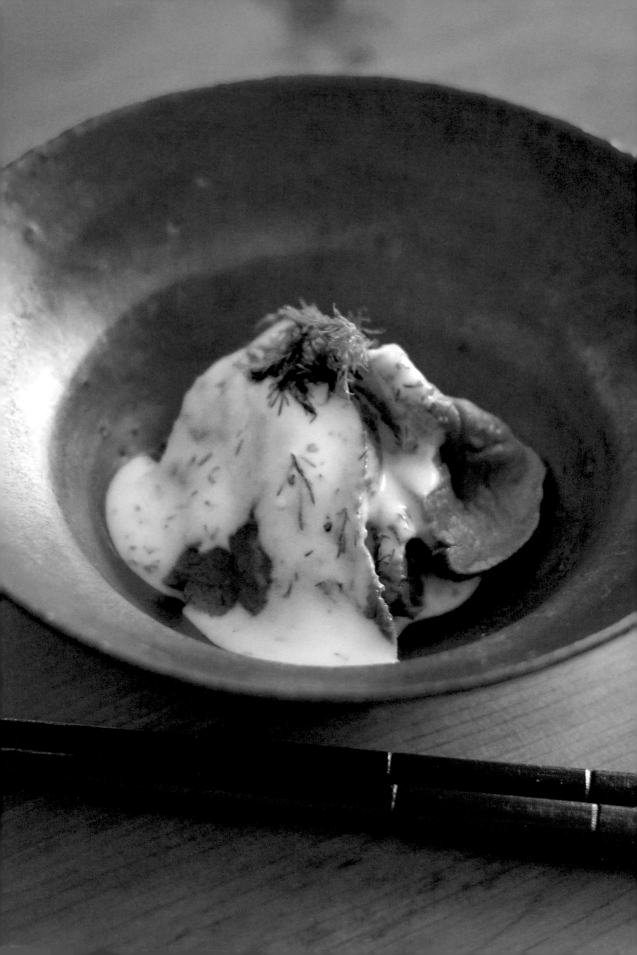

醬料的白能夠映襯牛肉

# 香煎牛排佐蒔蘿醬

[ 材料 ]（1人份）

牛腿肉·················40 g
迷迭香···················1 g
百里香···················1 g
鹽·····················0.1 g
胡椒·········少許（0.05 g）
沙拉油···················3 g
A
┌ 優格················18 g
│ 美乃滋···············3 g
│ 檸檬汁·············0.5 g
│ 鹽··········少許（0.05 g）
│ 胡椒·················少許
└ 蒔蘿··················1 g

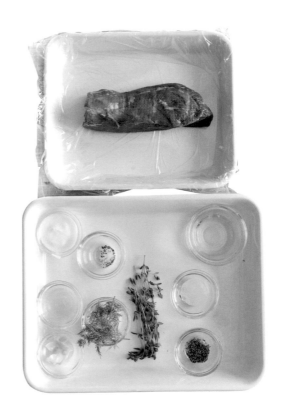

[ 作法 ]

❶ 將鹽與胡椒撒在牛腿肉上，並以迷迭香與
百里香醃漬1天。

❷ 沙拉油倒進平底鍋後煎❶。

❸ 放進180℃的烤箱加熱20分鐘，接著冷卻
20分鐘再切肉。

❹ 將A倒入缽碗中攪拌，製作蒔蘿醬。

❺ 將烤牛排盛盤，淋上❹的醬料。

| | |
|---|---|
| 熱量 | 137kcal |
| 蛋白質 | 9.2g |
| 鉀 | 172mg |
| 磷 | 91mg |
| 含鹽量 | 0.3g |

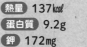 要不要挑戰看看煎牛排呢？用優格、美乃滋與檸檬汁輕鬆調配成的蒔蘿醬，和魚肉料理、沙拉也很搭喔。

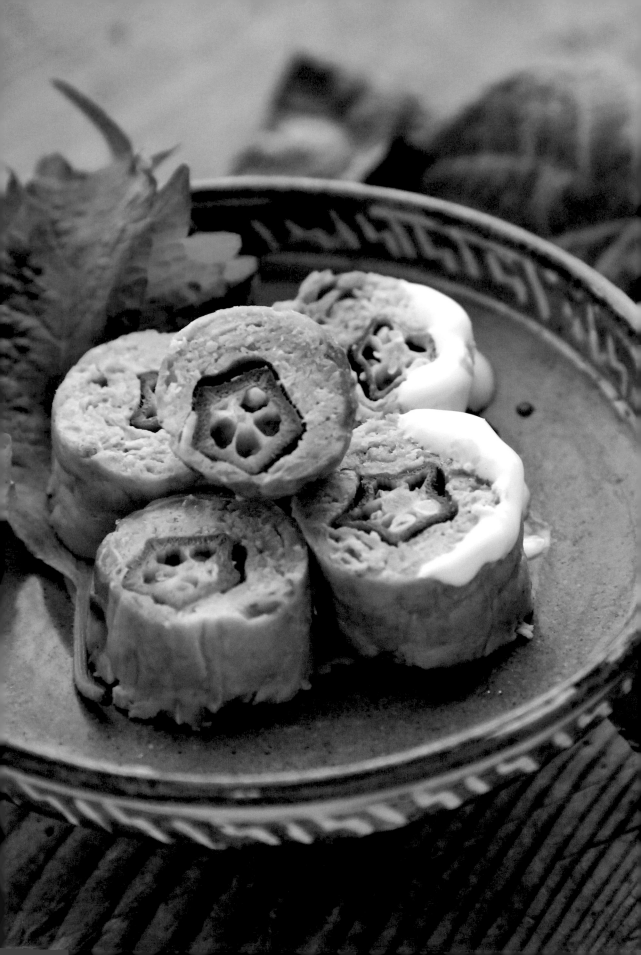

圓滾滾的肉卷很可愛

# 秋葵鮭魚卷

[ 材料 ]（1人份）

生鮭魚（去皮）⋯⋯⋯50 g
橄欖油⋯⋯⋯⋯⋯⋯2 g
魚露⋯⋯⋯⋯⋯⋯⋯2 g
白胡椒⋯⋯⋯⋯⋯⋯少許
秋葵⋯⋯⋯⋯8 g（1根）
美乃滋⋯⋯⋯⋯⋯⋯6 g
醋⋯⋯⋯⋯⋯⋯⋯⋯2 g
辣油⋯⋯⋯⋯⋯⋯⋯少許
青紫蘇⋯⋯⋯⋯⋯⋯1片

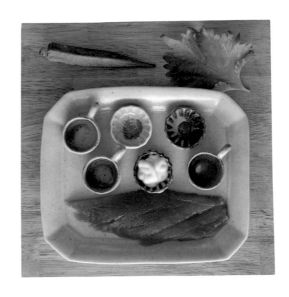

[ 作法 ]

❶ 將鮭魚放入缽碗中，用手捏碎後倒入橄欖油、魚露與白胡椒仔細混拌均勻。

❷ 汆燙秋葵後切掉兩端。

❸ 攤開保鮮膜，將❶鋪成長方形，將秋葵擺在正中央捲起。

❹ 包著保鮮膜放進微波爐加熱。
（用500W加熱1分鐘～1分鐘20秒左右）

❺ 待❹冷卻之後拆掉保鮮膜，再切成方便食用的大小。

❻ 在餐具鋪好青紫蘇，擺上❺後再淋上以美乃滋與醋調配成的醬料，最後淋上辣油。

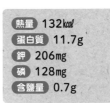

| 熱量 | 132kcal |
| 蛋白質 | 11.7g |
| 鉀 | 206mg |
| 磷 | 128mg |
| 含鹽量 | 0.7g |

 推薦重點　鮭魚通常會用煎的，但是這道料理試著用微波爐，做出簡易的清蒸效果。辣油等辛辣的調味料有助於避免使用過多鹽分。

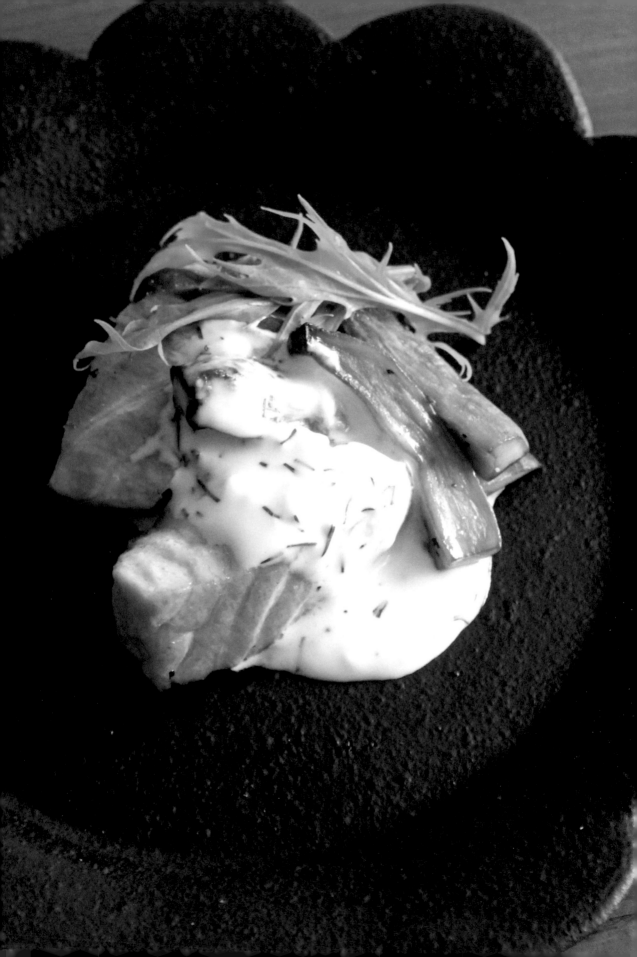

藉由粉紅、白色、綠色的對比刺激食慾

# 香煎鮭魚杏鮑菇佐蒔蘿美乃滋

[ 材料 ] ( 1人份 )

鮭魚·······40 g
杏鮑菇·······15 g
沙拉油·······5 g
鹽·······0.1 g
胡椒·······少許
A
  美乃滋·······5 g
  檸檬汁·······1 g
  優格·······10 g
  鹽·······少許 ( 0.05 g )
  胡椒·······少許
  切碎的蒔蘿·······1 g
水菜·······2 g

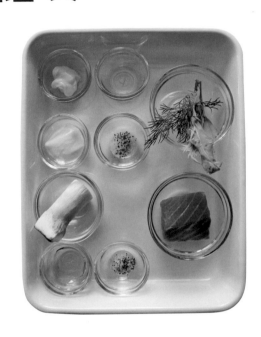

[ 作法 ]

① 將鮭魚切成方便食用的尺寸，沙拉油倒入平底鍋中，煎熟鮭魚與杏鮑菇後撒上鹽、胡椒。

② 將A倒入缽碗中混拌，製作蒔蘿美乃滋醬。

③ 將①裝盤後淋上②的醬料，將水菜切成方便食用的尺寸後擺上。

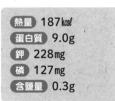

| 熱量 | 187 kcal |
| 蛋白質 | 9.0g |
| 鉀 | 228mg |
| 磷 | 127mg |
| 含鹽量 | 0.3g |

 很多人鮭魚會選擇生吃，但是用油煎熟可以提高熱量，再淋上帶有酸味的蒔蘿美乃滋醬，享受清爽好滋味。

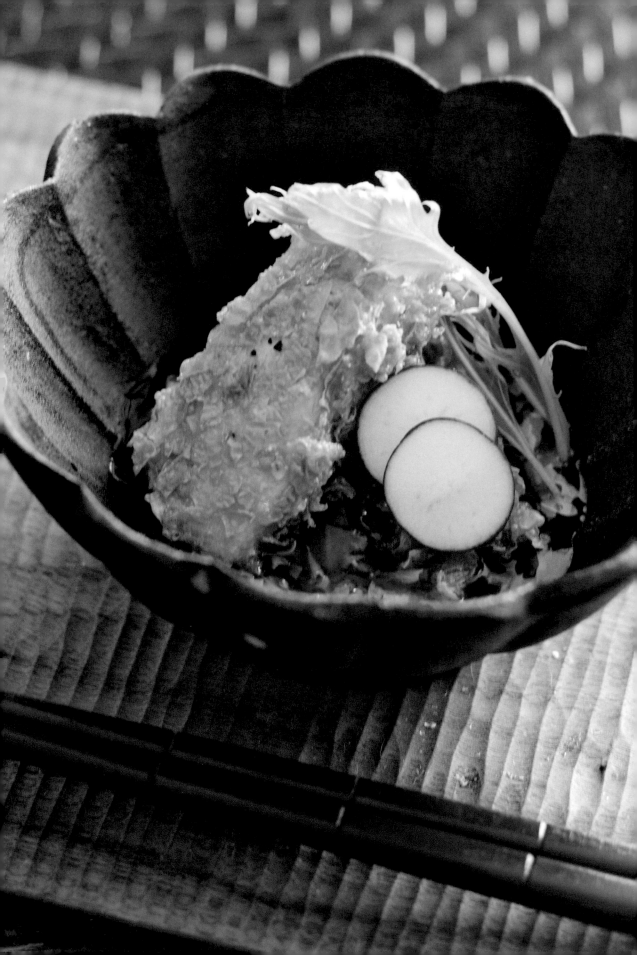

不同的形狀增加了視覺上的樂趣！

# 炸腐皮鯛魚卷佐山茼蒿醬

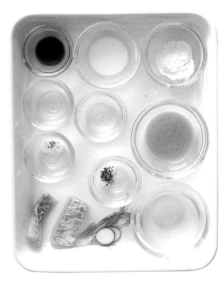

[ 材料 ]（1人份）

| 鯛魚 | 40 g |
|---|---|
| 鹽 | 0.4 g |
| 胡椒 | 0.1 g |
| 高筋麵粉 | 2 g |
| 雞蛋 | 5 g |
| 豆腐皮（平湯葉） | 3 g |
| 炸油 | 適量 |
| 柴魚高湯 | 50 g |
| 味醂 | 3 g |
| 醋 | 3 g |
| 醬油 | 1 g |
| 鹽 | 0.5 g |
| 胡椒 | 0.1 g |
| 玉米澱粉 | 1.5 g |
| 山茼蒿 | 3 g |
| 水菜 | 0.5 g |
| 櫻桃蘿蔔 | 0.5 g |

[ 作法 ]

1. 鯛魚撒上鹽與胡椒。
2. 依序在❶裏上高筋麵粉、打好的蛋液、切碎的豆腐皮後，用170℃的油酥炸。
3. 加熱柴魚高湯後，用味醂、醋、醬油、鹽、胡椒調味，並倒入另外以水溶開的玉米澱粉勾芡。接著將切碎的山茼蒿倒入❷，調配山茼蒿醬。
4. 將❸的醬料淋在器皿上，擺上❷、水菜與櫻桃蘿蔔。

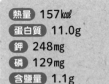

| 熱量 | 157 kcal |
|---|---|
| 蛋白質 | 11.0g |
| 鉀 | 248mg |
| 磷 | 129mg |
| 含鹽量 | 1.1g |

推薦重點 提到炸物多半會想到天婦羅或是裹麵粉等的形式，但是這次的麵衣是用豆腐皮製成，並以柴魚高湯煮成的鮮甜山茼蒿醬妝點。

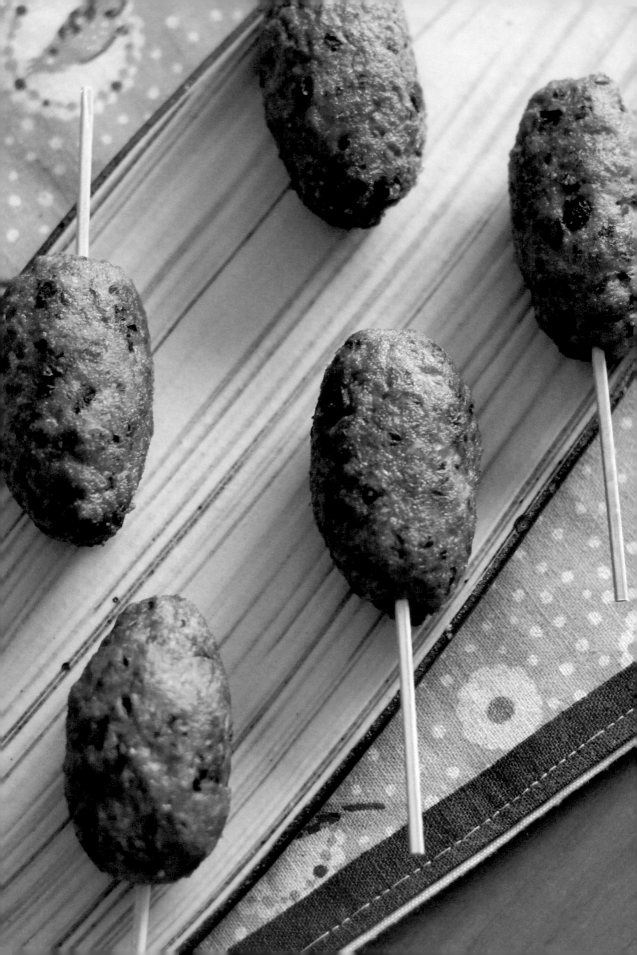

圓滾滾的形狀吃起來很方便

# 酥炸鮪魚

[ 材料 ]（1人份）

鮪魚⋯⋯⋯⋯⋯⋯⋯35 g
鴻禧菇⋯⋯⋯⋯⋯⋯15 g
青紫蘇⋯⋯⋯⋯⋯⋯⋯2 g
橄欖⋯⋯⋯⋯⋯⋯⋯⋯2 g
培根⋯⋯⋯⋯⋯⋯⋯⋯5 g
太白粉⋯⋯⋯⋯⋯⋯⋯2 g
鹽⋯⋯⋯⋯⋯⋯⋯⋯0.2 g
胡椒⋯⋯⋯⋯⋯⋯⋯少許
炸油⋯⋯⋯⋯⋯⋯⋯適量

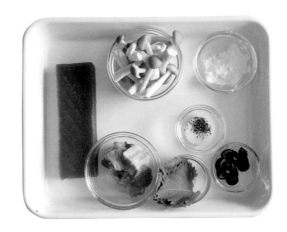

[ 作法 ]

① 用食物調理機打碎鮪魚、鴻喜菇、青紫蘇、橄欖、培根。

② 將①倒入缽碗中，添加太白粉、鹽與胡椒後攪拌揉捏，並捏成圓筒狀。

③ 用170℃的油炸5分鐘左右。

④ 用竹籤串起後盛盤。

| 熱量 | 144 kcal |
| 蛋白質 | 9.9g |
| 鉀 | 239mg |
| 磷 | 133mg |
| 含鹽量 | 0.4g |

鮪魚是富含鐵質的食材，但是蛋白質也很多，所以要避免過度攝取。鮪魚常以生魚片的方式食用，但是炸好後串起就成為一道時髦的料理。

19

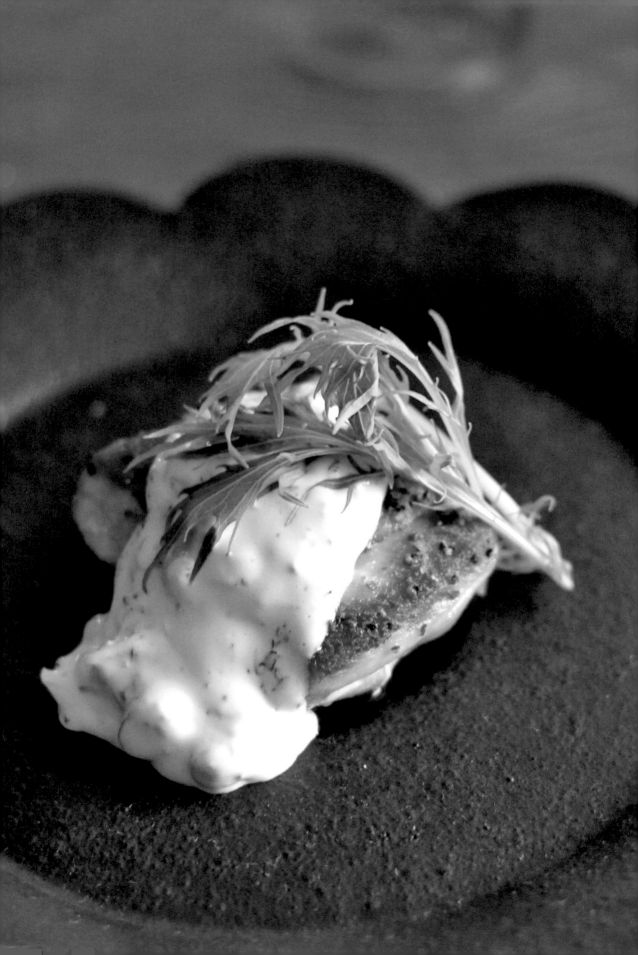

用濃稠的白色醬汁襯托肉的焦色

# 香煎雞腿
# 佐山茼蒿美乃滋

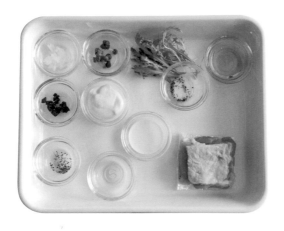

[ 材料 ]（1人份）

| | |
|---|---|
| 雞腿肉 | 45 g |
| 鹽 | 0.1 g |
| 胡椒 | 少許 |
| 橄欖油 | 3 g |
| 洋蔥 | 2 g |
| 酸豆 | 1 g |
| 橄欖 | 1 g |
| 山茼蒿 | 2 g |
| 美乃滋 | 15 g |
| 鮮奶油 | 4 g |
| 白酒醋 | 3 g |
| 鹽 | 少許（0.05 g） |
| 胡椒 | 少許 |
| 水菜 | 1 g |

[ 作法 ]

❶ 雞腿肉表面撒上鹽與胡椒。平底鍋倒入橄欖油後煎熟雞腿肉。

❷ 洋蔥、酸豆與橄欖切成碎末。

❸ 山茼蒿汆燙後泡在冷水中，用廚房紙巾吸乾水氣後切碎。

❹ 在缽碗中加入美乃滋、鮮奶油、白酒醋、❷、❸的山茼蒿、鹽、胡椒混拌。

❺ 雞腿肉裝盤後淋上❹，最後將水菜擺在頂端。

推薦重點　大量使用能夠襯托山茼蒿色彩的濃醇醬汁，搭配煎得酥脆的雞肉一起享用。雖然雞肉量偏少，但是只要擺盤多下點工夫，就會展現出分量感。

| | |
|---|---|
| 熱量 | 276 kcal |
| 蛋白質 | 8.1 g |
| 鉀 | 96 mg |
| 磷 | 58 mg |
| 含鹽量 | 0.4 g |

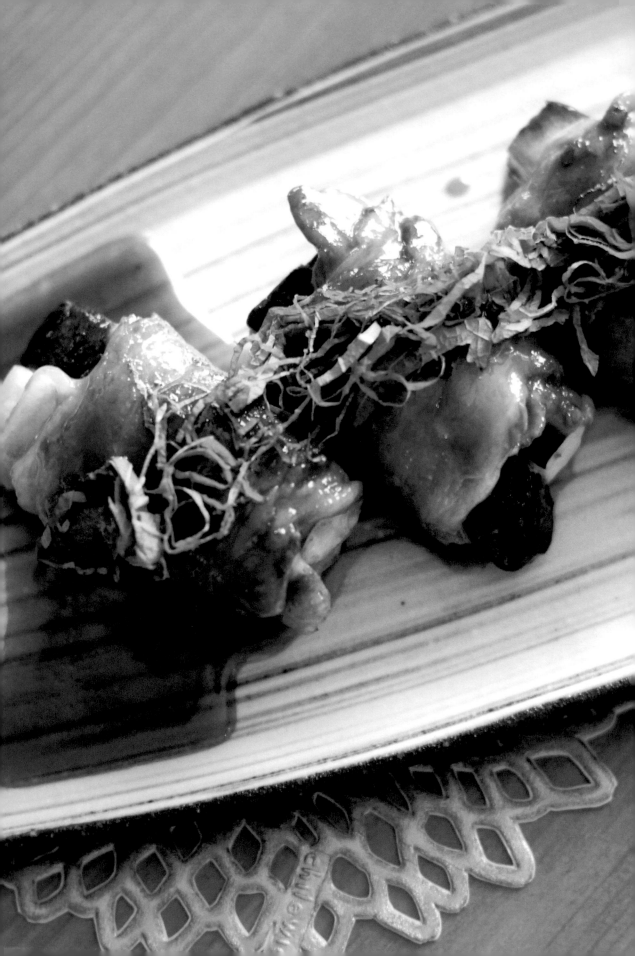

各種不同的蔬菜探頭出來

# 夏季蔬菜五花肉卷

[ 材料 ]（1 人份）

豬五花肉·················60 g
茄子·····················15 g
櫛瓜·····················15 g
醬油······················8 g
味醂······················8 g
砂糖······················3 g
水·························5 g
無鹽奶油··················5 g
青紫蘇·····················1 g

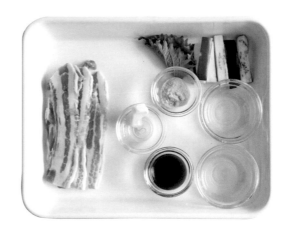

[ 作法 ]

❶ 將茄子與櫛瓜切成長條狀，泡水去澀後，以廚房紙巾仔細吸乾水分。

❷ 用五花肉捲起茄子與櫛瓜，接著將開口處朝下放入平底鍋，以小火煎熟表面逼出豬油。最後放進220℃的烤箱烤約7分鐘。

❸ 醬油、味醂、砂糖、水放進缽碗中混和均勻。

❹ 將❸與❷放入平底鍋打開中火，再放入奶油煎出光澤。

❺ 擺盤後撒上切成絲的青紫蘇。

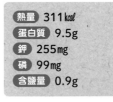

| 熱量 | 311 kcal |
| 蛋白質 | 9.5g |
| 鉀 | 255mg |
| 磷 | 99mg |
| 含鹽量 | 0.9g |

**推薦重點** 夏季就要吃當季的茄子與櫛瓜，但是兩者的含鉀量偏高，所以請酌量食用。肉確實沾裹了甜辣醬料，再以奶油風味畫龍點睛，非常下飯。

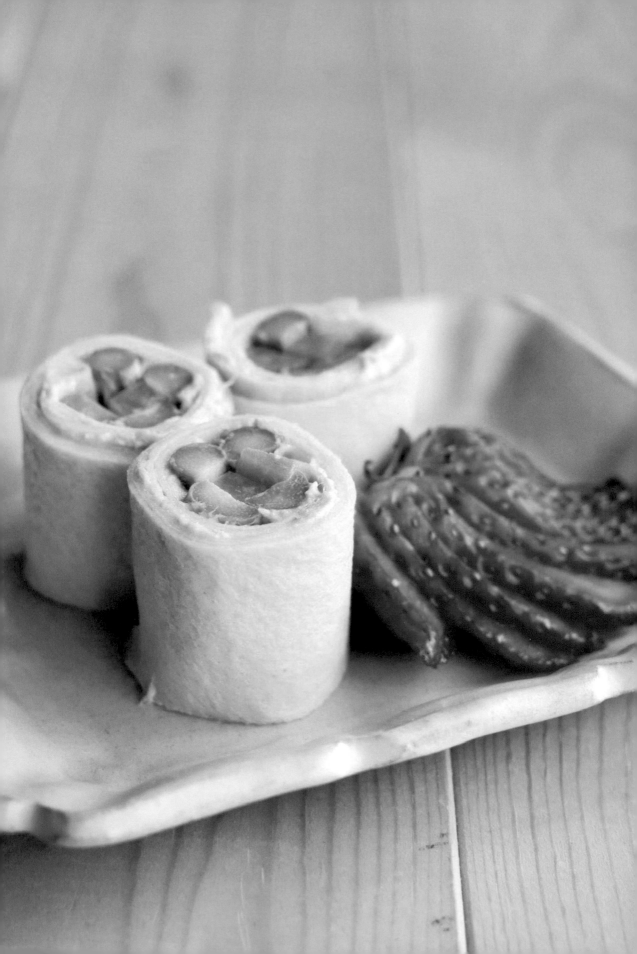

如花盛開般點亮了餐桌

# 蘆筍鮪魚蛋卷

[ 材料 ]（1人份）

雞蛋…………25g（½顆）
蘆筍…………15g
胡蘿蔔…………5g
鮪魚罐頭（油漬）……10g
美乃滋…………6g
黃芥末醬…………少許
草莓…………15g（1顆）

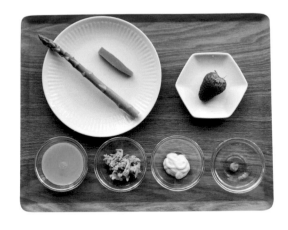

[ 作法 ]

① 用平底鍋煎出薄薄的蛋皮後，切成2等分，將切開的斷面朝外疊起。

② 將瀝乾油分的鮪魚、美乃滋、黃芥末倒入缽碗中混拌均勻後，平均塗抹在①上。

③ 依②的寬度切好蘆筍與胡蘿蔔後水煮。

④ 將③擺在②上，從離自己較近的一側開始捲。捲好後用保鮮膜包起靜置10分鐘左右，切成3等分。

⑤ 將④擺在餐具上後，以切好的草莓妝點。

熱量 118kcal
蛋白質 5.6g
鉀 134mg
磷 79mg
含鹽量 0.4g

推薦重點 用薄蛋皮捲起有助於增加整體的分量感，搭配蘆筍與鮪魚則可做出西式風格的料理。

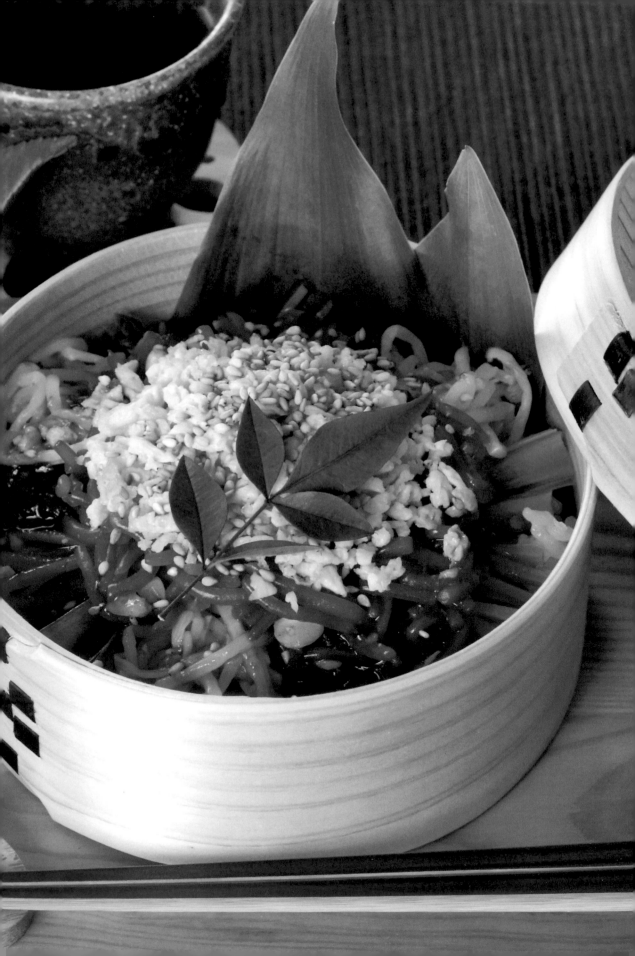

均衡的紅黃綠色，飽足感滿分！

# 養生韓式拌飯

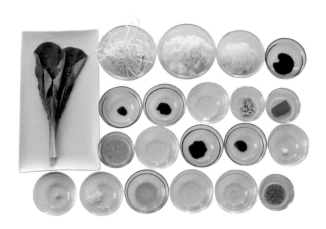

[ 材料 ]（1人份）

| 白飯 | 150 g |
|---|---|
| 白瀧蒟蒻麵 | 50 g |

A

| 甜麵醬 | 2 g |
|---|---|
| 韓式辣椒醬 | 0.5 g |
| 蠔油 | 2 g |
| 料理酒 | 2 g |

| 松子 | 2 g |
|---|---|
| 胡蘿蔔 | 8 g |
| 小松菜 | 20 g |
| 豆芽菜 | 40 g |
| 沙拉油 | 2 g |
| 雞蛋 | 25 g（½顆） |

B

| 蠔油 | 5 g |
|---|---|
| 韓式辣椒醬 | 1 g |
| 蒜泥 | 0.3 g |
| 薑泥 | 0.3 g |
| 砂糖 | 1 g |
| 麻油 | 2 g |
| 料理酒 | 5 g |
| 醋 | 2 g |

| 炒過的白芝麻 | 1 g |
|---|---|

[ 作法 ]

1 將白瀧蒟蒻麵切成1cm寬。平底鍋開火後乾煎白瀧蒟蒻麵，接著倒入 A 調味完成，再倒入切碎的松子。

2 胡蘿蔔切絲，小松菜切成3cm寬，豆芽菜去根後，分別汆燙後再泡冷水。

3 將沙拉油倒入平底鍋後開火，倒入打散的蛋液後炒蛋。

4 將飯盛到餐具上，擺上瀝乾的 ❶、❷、❸。

5 在❹淋上混和好的 B 後，撒上炒過的白芝麻。

**推薦重點** 用白瀧蒟蒻麵代替肉，可以控制蛋白質的攝取。食材不用先分別調味，而是製作醬料等要吃時再淋上，才能夠在控制鹽分的情況下享用美味。

| 熱量 | 389 kcal |
|---|---|
| 蛋白質 | 9.3g |
| 鉀 | 183mg |
| 磷 | 151mg |
| 含鹽量 | 1.2g |

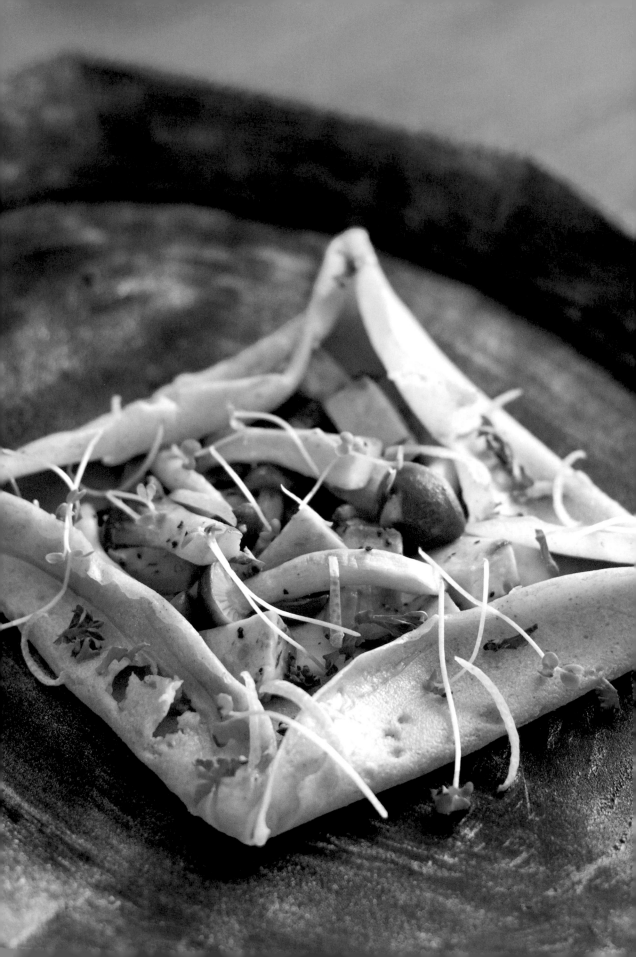

如寶箱般的歡樂視覺效果，使用蕎麥粉的正統作法

# 菇菇酪梨鹹可麗餅

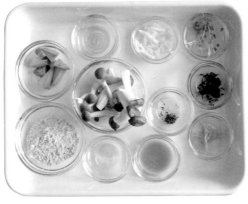

[ 材料 ]（1人份）

| | |
|---|---|
| 蕎麥粉 | 18 g |
| 水 | 31 g |
| 雞蛋 | 8 g |
| 鹽 | 0.5 g |
| 橄欖油 | 2 g |
| 鴻禧菇 | 10 g |
| 杏鮑菇 | 10 g |
| 酪梨 | 20 g |
| 鹽 | 0.2 g |
| 胡椒 | 少許（0.05 g） |
| 乳酪絲 | 3 g |
| 香芹 | 1 g |
| 花椰菜芽 | 2 g |
| 檸檬皮 | 1 g |

[ 作法 ]

❶ 將蕎麥粉、水、雞蛋與鹽混拌均勻後，製作鹹可麗餅的麵糊，並靜置1小時左右。

❷ 將橄欖油倒入平底鍋，炒香鴻禧菇、杏鮑菇與酪梨後撒上鹽與胡椒，炒完後取出。

❸ 在平底鍋裡淋上薄薄一層❶的麵糊，煎到單面凝固後擺上乳酪絲、❷後折起餅皮，蓋上平底鍋的鍋蓋。

❹ 將鹹可麗餅裝盤後，撒上香芹、花椰菜芽與檸檬皮。

| | |
|---|---|
| 熱量 | 151 kcal |
| 蛋白質 | 5.1g |
| 鉀 | 318mg |
| 磷 | 139mg |
| 含鹽量 | 1.0g |

**推薦重點** 要不要挑戰用蕎麥粉製作正統的鹹可麗餅呢？這份食譜能夠以低鹽分享受食材的美味。酪梨的含鉀量偏高，所以請酌量食用。

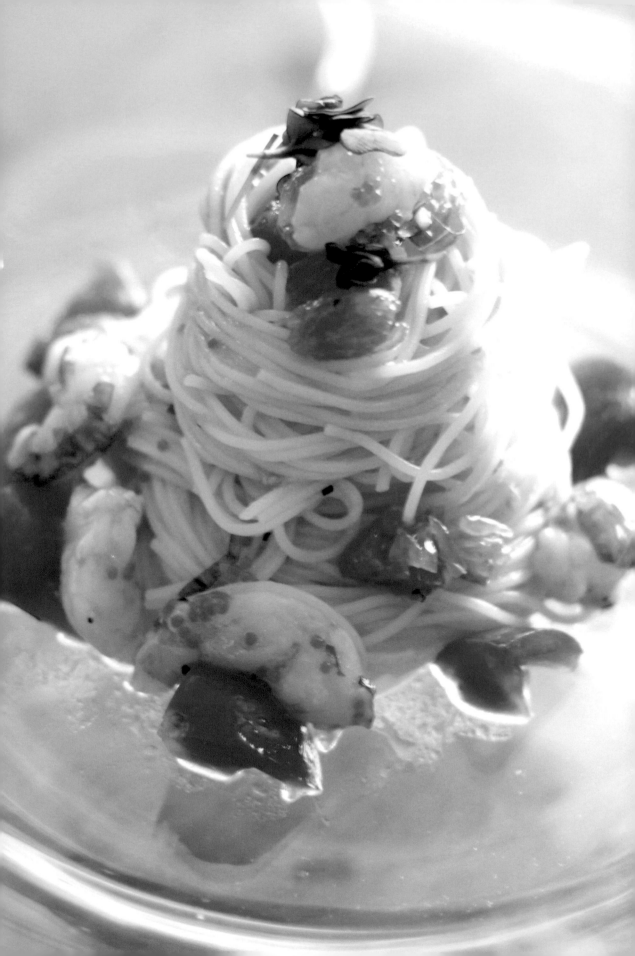

閃耀光澤的義大利冷麵，正適合對抗夏日暑意

# 甜蝦葡萄柚
# 冷義大利麵

[ 材料 ]（1人份）

天使麵（乾燥）⋯⋯⋯30 g
甜蝦⋯⋯⋯⋯⋯⋯⋯⋯10 g
葡萄柚⋯⋯⋯⋯⋯⋯⋯10 g
飛魚卵⋯⋯⋯⋯⋯⋯⋯5 g
小番茄⋯⋯⋯⋯⋯⋯⋯10 g
羅勒⋯⋯⋯⋯⋯⋯⋯⋯1 g
橄欖油⋯⋯⋯⋯⋯⋯⋯10 g
紅酒醋⋯⋯⋯⋯⋯⋯⋯3 g
鹽⋯⋯⋯⋯⋯⋯⋯⋯⋯0.3 g
胡椒⋯⋯⋯⋯⋯⋯⋯⋯少許
春蓼⋯⋯⋯⋯⋯⋯⋯⋯0.05 g

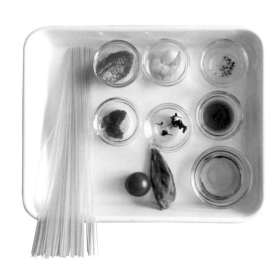

[ 作法 ]

❶ 水煮天使麵後以冷水沖涼再徹底瀝乾。

❷ 小番茄切丁，羅勒切碎，甜蝦剝殼後切小，切下葡萄柚的果肉後再切丁。

❸ 將❶與❷、橄欖油、紅酒醋、鹽、胡椒倒入缽碗中混合均勻。

❹ 裝盤後在頂端擺上春蓼。

| | |
|---|---|
| 熱量 | 235kcal |
| 蛋白質 | 7.1g |
| 鉀 | 149mg |
| 磷 | 90mg |
| 含鹽量 | 0.5g |

推薦重點

這是道色彩鮮豔的義大利麵料理，能夠嚐到葡萄柚的酸味、羅勒風味等豐富的滋味，就算是缺乏食慾的夏季也能享受清爽的用餐時光。

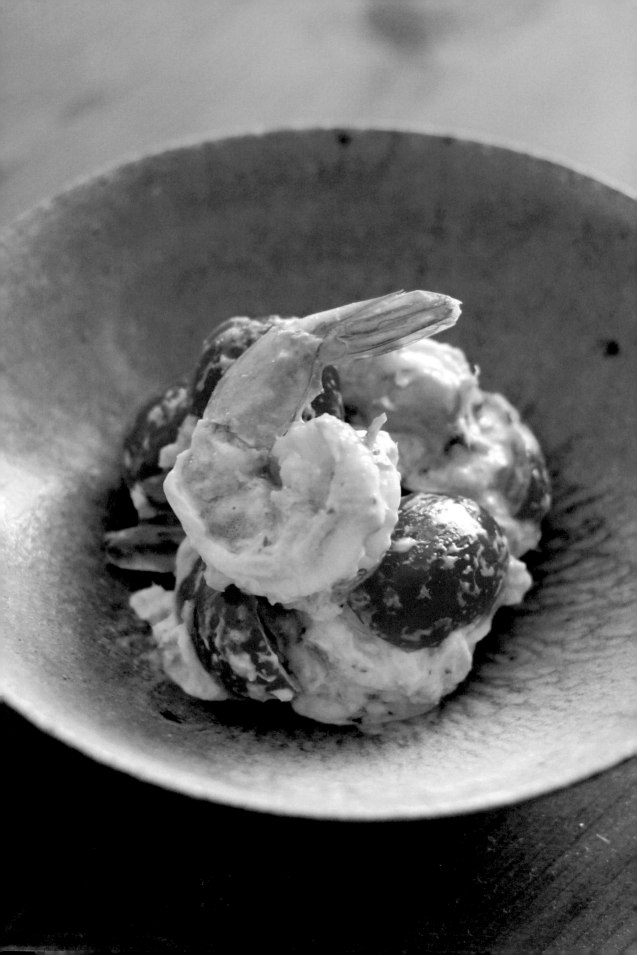

番茄不僅能增添優美鮮紅，還能夠讓口感更滑順！

# 鮮蝦番茄佐鮪魚羅勒醬

[ 材料 ]（1人份）

| | |
|---|---|
| 蝦子 | 30 g |
| 小番茄 | 30 g |
| 羅勒 | 1 g |
| 鮪魚罐頭 | 10 g |
| 酸豆 | 2 g |
| 美乃滋 | 10 g |
| 檸檬汁 | 2 g |
| 鹽 | 0.1 g |
| 胡椒 | 少許 |

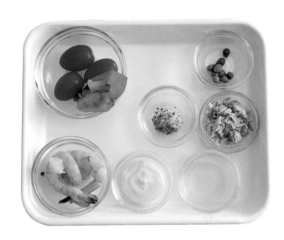

[ 作法 ]

1 蝦子挑除腸泥後放進缽碗中泡冷水。

2 小番茄切半，羅勒切成碎末。

3 將鮪魚、酸豆、美乃滋、檸檬汁、鹽與胡椒放入磨缽研磨均勻，磨成膏狀後再添加羅勒混拌均勻。

4 將蝦子、小番茄放進缽碗中與3混拌均勻之後盛盤。

 推薦重點 這道料理將羅勒倒入含鮪魚的美乃滋醬後，仔細磨勻製成膏狀，因此口感極佳。

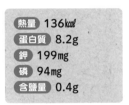

| | |
|---|---|
| 熱量 | 136 kcal |
| 蛋白質 | 8.2g |
| 鉀 | 199 mg |
| 磷 | 94 mg |
| 含鹽量 | 0.4g |

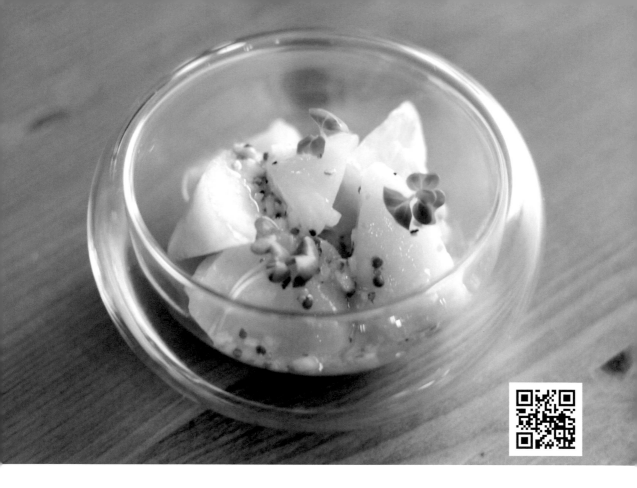

當甜點或正餐都好吃！充滿透明感

# 水蜜桃帆立貝卡爾帕喬

[ 材料 ]（1人份）

水蜜桃······································40 g
帆立貝柱（生的）·····················20 g
橄欖油·······································6 g
洋蔥·········································3 g
黃芥末醬···································1 g
白巴薩米克醋·····························3 g
檸檬汁·······································2 g
鹽··········································0.2 g
胡椒·······································少許
芥末芽····································0.5 g

熱量 95kcal　蛋白質 3.7g
鉀 161mg　磷 57mg
含鹽量 0.3g

[ 作法 ]

❶ 水蜜桃剝皮後切成不規則塊狀，帆立貝切片。

❷ 將橄欖油、切碎的洋蔥、黃芥末醬、白巴薩米克醋、檸檬汁、鹽、胡椒拌在一起調配醬料。

❸ 將水蜜桃與帆立貝裝盤後，淋上❷的醬料，最後散放上芥末芽。

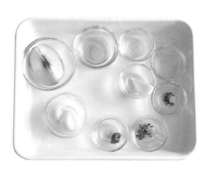

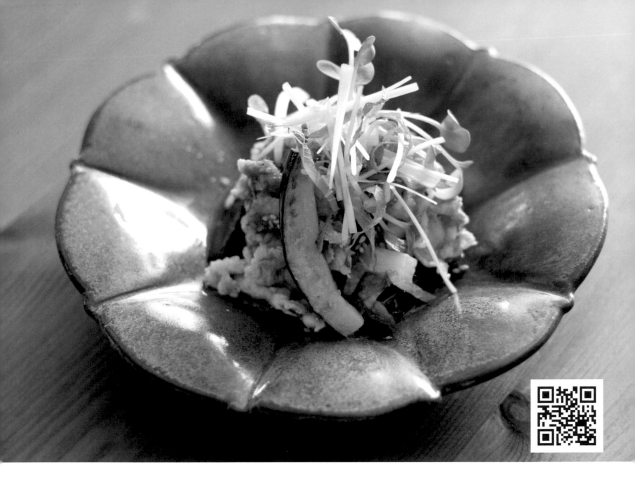

藉茄子的紫色打造視覺焦點

# 炸茄子冷涮沙拉

[ 材料 ]（1人份）

豬五花肉……30 g
茄子………15 g
日本山藥……20 g
長蔥………3 g
青紫蘇………1 g
貝割菜*………1 g
炸油………適量

A
醬油………5 g
味醂………5 g
沙拉油………3 g
醋………2 g
番茄醬………2 g
白芝麻……0.5 g
薑………2 g

[ 作法 ]

1. 五花肉切成方便食用的大小，茄子與山藥都切成長條狀，蔥與青紫蘇切碎，薑磨成泥。

2. 用滾水燙熟五花肉後，以冷水浸泡，接著再用廚房紙巾吸乾水氣。

3. 茄子直接油炸，蔥、青紫蘇與貝割菜浸泡在流動的水中。

4. 將A倒入鉢碗中混拌均勻製作醬料。

5. 五花肉、茄子、山藥、長蔥、青紫蘇、貝割菜盛盤後，淋上4的醬料。

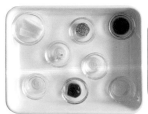
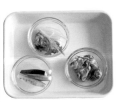

| 熱量 214kcal | 蛋白質 5.7g | |
| --- | --- | --- |
| 鉀 244mg | 磷 64mg | 含鹽量 0.9g |

*白蘿蔔、蕪菁、小松菜等的芽

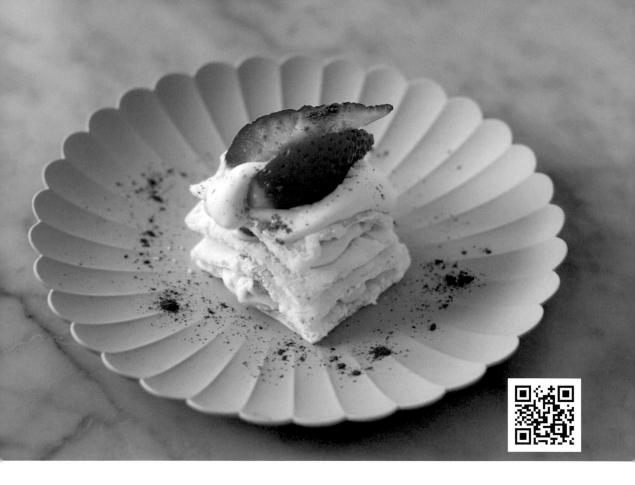

簡直就像蛋糕！將年糕簡單變化成西式風格

# 法式千層酥風草莓年糕

[ 材料 ]（1人份）

日式年糕（涮涮鍋用）……2片（24g）
太白粉……………………………………5g
草莓……………………………………30g
鮮奶油…………………………………20g
砂糖………………………………………3g
肉桂粉………………………………少許

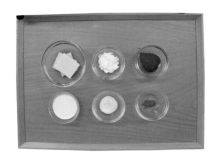

[ 作法 ]

1. 年糕切對半後迅速汆燙一下，再將兩面都撒滿太白粉。

2. 草莓留下一些裝飾用，再將剩下的草莓切碎。

3. 將鮮奶油、砂糖倒入缽碗中打至發泡，留¼裝飾用。

4. 切碎的草莓倒入¾份的❸中，混拌均勻後分成3等分。

5. 依❶、❹的順序疊在盤子上後，擠上裝飾用的鮮奶油、擺上草莓，最後撒上肉桂粉。

| 熱量 182kcal | 蛋白質 1.7g | |
|---|---|---|
| 鉀 77mg | 磷 27mg | 含鹽量 0.1g |

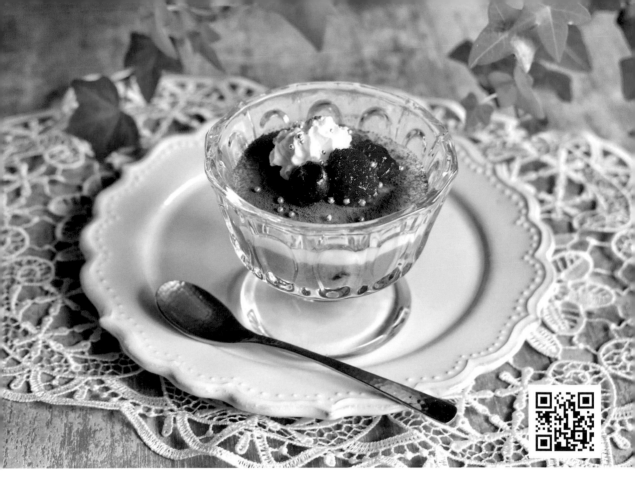

巧克力分層演繹出奢華感，很適合情人節

# 雙色巧克力慕斯

[ 材料 ]（1人份）

| | |
|---|---|
| 牛奶 | 40 g |
| 棉花糖 | 15 g |
| 牛奶巧克力 | 5 g |
| 白巧克力 | 5 g |
| 綜合莓果（冷凍） | 25 g |

（裝飾用）

| | |
|---|---|
| 可可粉 | 0.1 g |
| 發泡鮮奶油 | 4 g |
| 銀珠糖 | 少許 |

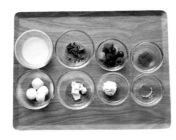

[ 作法 ]

1. 將牛奶與棉花糖倒入鍋中以小火加熱，等棉花糖溶解後關火。

2. 將①分成2份，其中1份加入用隔水加熱融開的牛奶巧克力，混和均勻。

3. 在①剩下的一半中，加入用隔水加熱融開的白巧克力後混和均勻。

4. 將綜合莓果與②倒入器皿中，放在冰箱冷藏30分鐘（先拿起1顆藍莓、2顆覆盆子之後裝飾用）。

5. 將③倒入④的容器中，放入冰箱冷藏1小時。

6. 用茶篩將可可粉撒在⑤的上面，用發泡鮮奶油、藍莓、覆盆子、銀珠糖裝飾。

| 熱量 161 kcal | 蛋白質 2.7g |
|---|---|
| 鉀 138mg | 磷 69mg | 含鹽量 0.1g |

# 理解自己的
# 腎臟損傷程度

■ **日本腎臟學會CKD診療指引2012**

| | | | |
|---|---|---|---|
| **GFR 分類法**<br>（㎖／分鐘／ 1.73 ㎡） | G1 | 正常或高值 | ≧ 90 |
| | G2 | 正常或稍微偏低 | 60 ～ 89 |
| | G3a | 輕度～中等程度偏低 | 45 ～ 59 |
| | G3b | 中等～高度偏低 | 30 ～ 44 |
| | G4 | 高度偏低 | 15 ～ 29 |
| | G5 | 末期腎衰竭 | < 15 |

　　腎臟病的嚴重程度，是以GFR（腎絲球過濾率）與尿蛋白質含量為基準。

　　其中**飲食療法主要參考的數值為GFR**，這是表現腎臟能夠製造的原尿量數值，也就是1分鐘能夠製造出多少㎖的尿液。並依程度等級分成輕度（G1）至末期（G5）如上表。

　　GFR能夠透過抽血輕易確認，且大部分的醫療機構都可以提供這項服務，因此請各位患者定期詢問主治或方便就近看診的醫師，確認自己的腎臟功能處於什麼狀態。

　　此外札幌南一条醫院的官網（http://www.h-keiaikai.or.jp/minamiichijo/kidney-center/diet.html）與日本腎臟協會的官網（https://www.jsn.or.jp/global/general/check.php）都提供了能夠輕易自行計算的參考資訊。

※台灣讀者可參考「腎利人生民眾衛教網（http://www.ckd-tsn.org.tw/）」

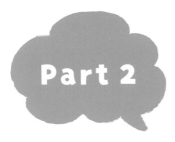

# Part 2

# 刺激聽覺
## 的飲食

　　據說人體透過聽覺獲得的資訊量約占7～11%，僅次於視覺[2]。咀嚼食材的聲音、碳酸飲料的氣泡聲、調理時的燉煮聲或煎炸聲等各種聲響，都能夠增添用餐空間的臨場感，有助於對滋味的想像。

　　此外對音樂、背景聲音、環境聲音等下足工夫，同樣有助於放鬆。多花點心思在用餐時的聲音效果，或許能夠讓日常飲食更加美味。

　　本章將介紹吃起來會有酥酥脆脆、清脆爽口等口感及聲響的料理，或是讓用餐話題更愉快的料理，以幫助刺激聽覺。

---

2 《產業教育機器系統便覽》（教育機器編輯委員會編　日科技連出版社　1972）

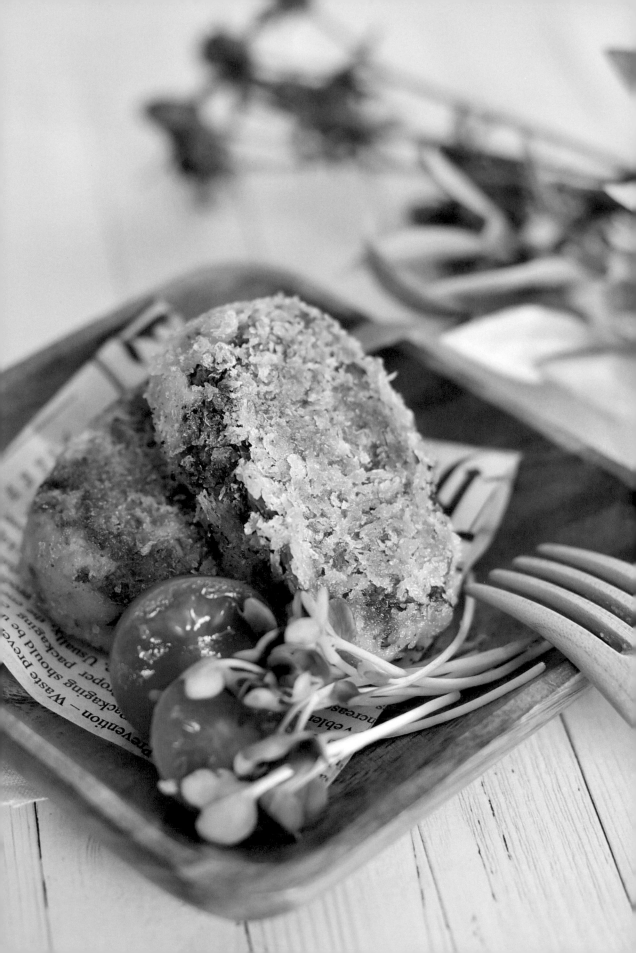

爽脆的口感，不需要調味料的輕盈料理

# 酥炸味噌鯖魚排

[ 材料 ]（1人份）

| | |
|---|---|
| 味噌鯖魚罐頭 | 30 g |
| 薑泥 | 3 g |
| 洋蔥 | 30 g |
| 胡蘿蔔 | 6 g |
| 青紫蘇 | 2片 |
| 麵粉 | 4 g |
| 雞蛋 | 8 g |
| 麵包粉 | 8 g |
| 沙拉油 | 8 g |
| 貝割菜 | 1 g |
| 小番茄 | 1顆 |

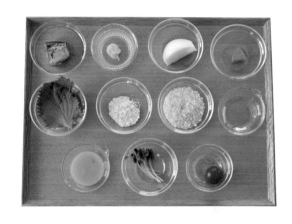

[ 作法 ]

1. 洋蔥、胡蘿蔔切成碎末，汆燙後瀝乾水分。
2. 將味噌鯖魚倒入缽碗中並剝散，添加薑泥與①後混拌均勻。
3. 分成2等分後捏整成圓形，用青紫蘇包起來（製作2塊）。
4. 將③依序沾上麵粉、雞蛋與麵包粉，再放入加了沙拉油的平底鍋中煎熟兩面。
5. 裝盤後擺上切半的小番茄，並添上切成易食用尺寸的貝割菜。

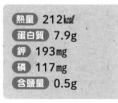

| | |
|---|---|
| 熱量 | 212 kcal |
| 蛋白質 | 7.9g |
| 鉀 | 193 mg |
| 磷 | 117 mg |
| 含鹽量 | 0.5g |

**推薦重點** 選用味噌鯖魚罐頭而非水煮罐頭，就不必另外添加調味料，調理起來更加簡單。這道以薑提味的料理，只要用偏多的油去半煎炸即可在短時間內輕鬆完成。

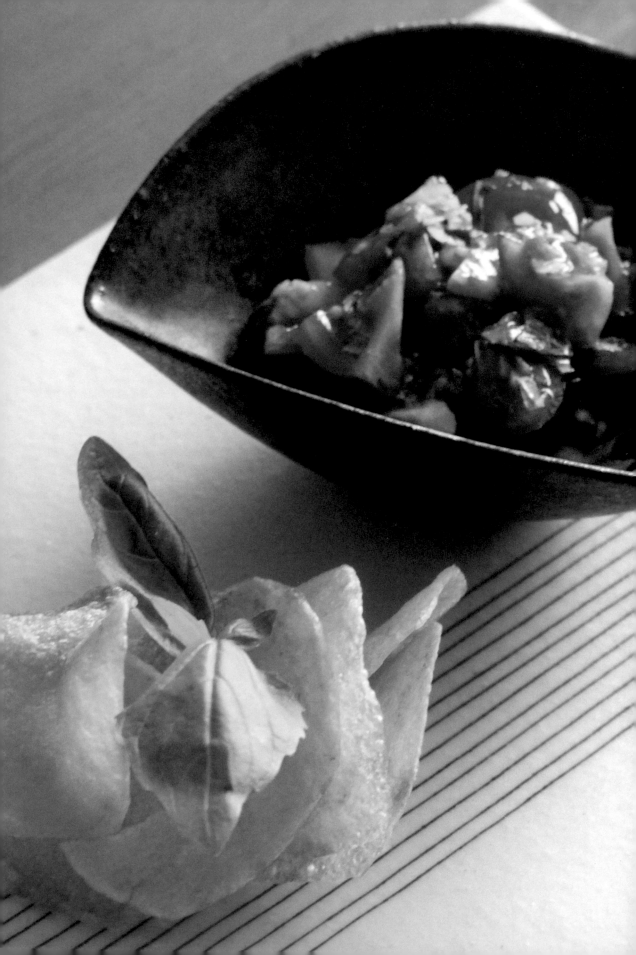

酥脆口感也很適合當作派對料理！

# 手作洋芋片 佐義式番茄醬

[ 材料 ]（1 人份）

| | |
|---|---|
| 馬鈴薯 | 20 g |
| 炸油 | 適量 |
| 小番茄 | 35 g |
| 洋蔥 | 5 g |
| 羅勒 | 1 g |
| 橄欖油 | 8 g |
| 鹽 | 0.1 g |
| 胡椒 | 0.03 g |

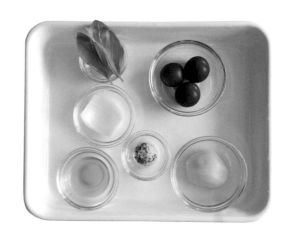

[ 作法 ]

1. 馬鈴薯削皮後切成薄片泡水。
2. 用廚房紙巾吸乾❶的水分後，用180℃的熱油炸成洋芋片。
4. 將小番茄切成偏小的丁狀，洋蔥與羅勒切成碎末。
4. 將❸與橄欖油、鹽、胡椒放進缽碗中混拌，調製出義式番茄醬。
5. 將❷的洋芋片與❹的義式番茄醬分別盛盤。

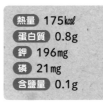

| | |
|---|---|
| 熱量 | 175kcal |
| 蛋白質 | 0.8g |
| 鉀 | 196mg |
| 磷 | 21mg |
| 含鹽量 | 0.1g |

**推薦重點** 馬鈴薯的含鉀量偏高，所以切成薄片油炸，即使量少也能達到豐盛感。

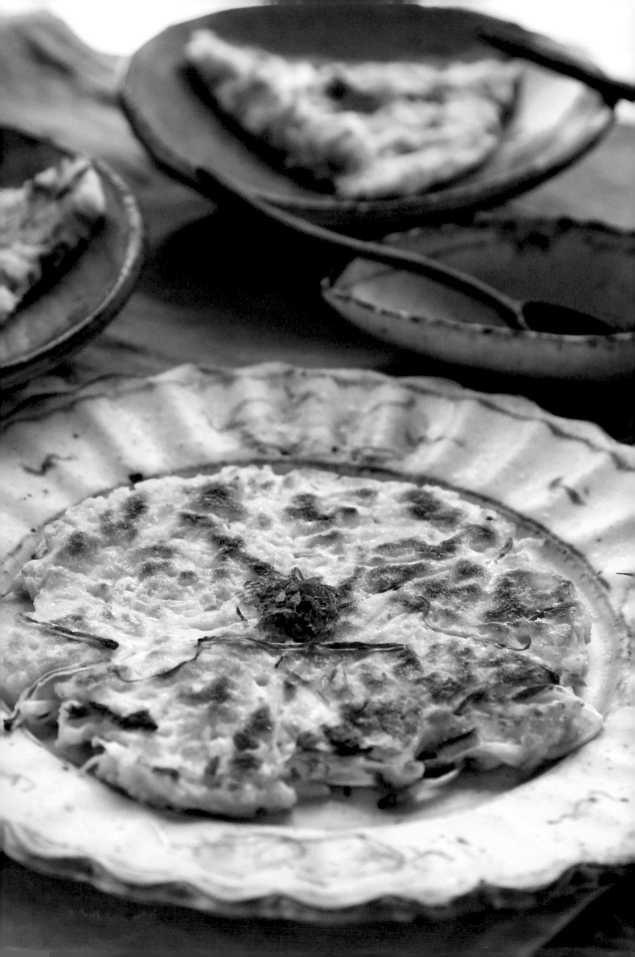

爽脆的豆芽菜！用紅薑增添滋味

# 豆芽菜絞肉御好燒

[ 材料 ]（1人份）

豆芽菜⋯⋯⋯⋯⋯20 g
雞絞肉⋯⋯⋯⋯⋯10 g
長蔥⋯⋯⋯⋯⋯⋯10 g
雞蛋⋯⋯⋯⋯⋯⋯10 g
高湯⋯⋯⋯⋯⋯⋯20 g
麵粉⋯⋯⋯⋯⋯⋯10 g
紅薑⋯⋯⋯⋯⋯⋯8 g
沙拉油⋯⋯⋯⋯⋯4 g
青海苔⋯⋯⋯⋯⋯少許

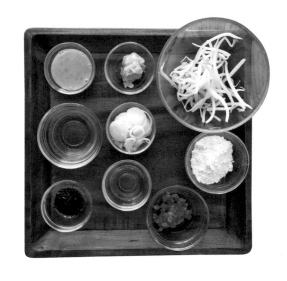

[ 作法 ]

1 切好蔥花，豆芽菜汆燙後瀝乾。

2 雞絞肉放入鍋中，煮至變色即可用篩子撈起並瀝乾。

3 在缽碗中加入打好的蛋液、高湯、麵粉、切碎的紅薑、1、2混拌均勻。

4 沙拉油倒入平底鍋後煎熟3。
※請用小火慢煎。

5 將4裝盤後撒上青海苔。

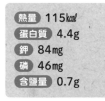

熱量 115 kcal
蛋白質 4.4g
鉀 84mg
磷 46mg
含鹽量 0.7g

推薦重點　麵粉用量偏低，依然能製作出鬆軟的御好燒。因為在麵糊裡混入紅薑末，所以不必另外淋調味醬也很夠味。

45

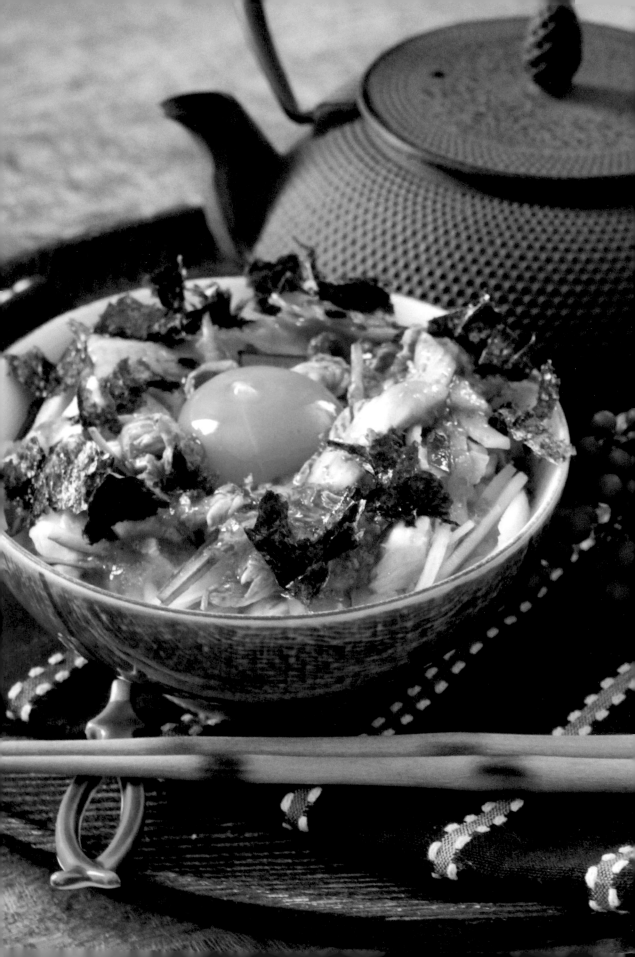

泡菜的辛辣刺激食慾

# 雞胸肉小黃瓜 中華蓋飯

[ 材料 ]（1人份）

雞胸肉（去皮）⋯⋯⋯30 g
小黃瓜⋯⋯⋯⋯⋯⋯⋯25 g
泡菜⋯⋯⋯⋯⋯⋯⋯⋯20 g
蒜泥⋯⋯⋯⋯⋯⋯⋯⋯2 g
醬油⋯⋯⋯⋯⋯⋯⋯⋯5 g
白飯⋯⋯⋯⋯⋯⋯⋯⋯150 g
蛋黃⋯⋯⋯⋯⋯⋯⋯⋯20 g
燒海苔⋯⋯⋯⋯⋯⋯⋯0.7 g
麻油⋯⋯⋯⋯⋯⋯⋯⋯10 g

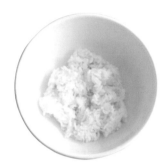

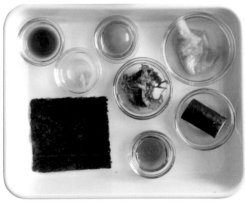

[ 作法 ]

1 水煮沸後放入雞胸肉，接著關火浸泡5分鐘。

2 小黃瓜切絲備用。

3 麻油、蒜泥與醬油混拌均勻製成醬料。

4 雞胸肉切成容易食用的大小後，與2、泡菜分別以環狀的方式排放在飯上，最後將蛋黃擺在正中央。

5 將3與撕碎的海苔撒在4上。

| 熱量 | 477 kcal |
|---|---|
| 蛋白質 | 15.7g |
| 鉀 | 336mg |
| 磷 | 267mg |
| 含鹽量 | 1.3g |

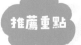 推薦重點　雞胸肉富含蛋白質、鉀與磷，所以要酌量食用。蛋黃有助於緩和泡菜的辛辣，芝麻油與蒜泥則可依喜好調節用量。

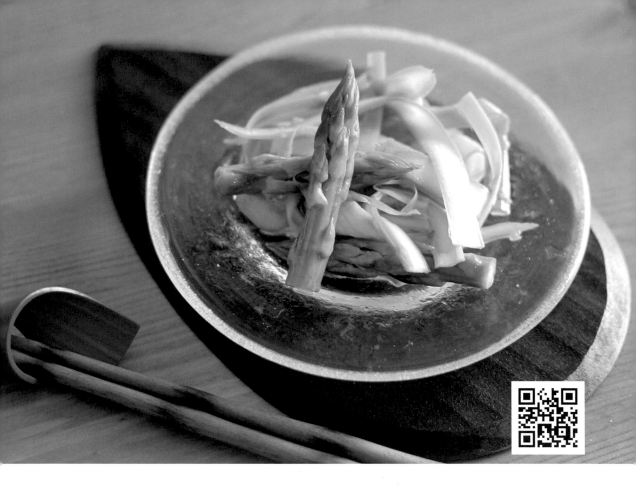

簡單但是超級好吃，嚼勁十足

# 簡易蘆筍沙拉

[ 材料 ]（1人份）

綠蘆筍·······················48g（3根）
橄欖油··························6 g
鹽····························0.5 g
檸檬汁···························1 g
胡椒···························少許

[ 作法 ]

① 將綠蘆筍分成頭尾兩段。

② 頭部汆燙後泡冷水。

③ 根部削成薄片。

④ 將橄欖油、鹽與檸檬汁倒進②與③後混拌均勻。

⑤ 放進冰箱冷藏約10分鐘盛盤，最後撒上胡椒即大功告成。

| 熱量 67kcal | 蛋白質 1.3g |
| 鉀 130mg | 磷 30mg | 含鹽量 0.5g |

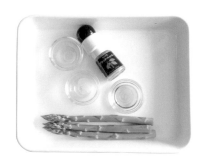

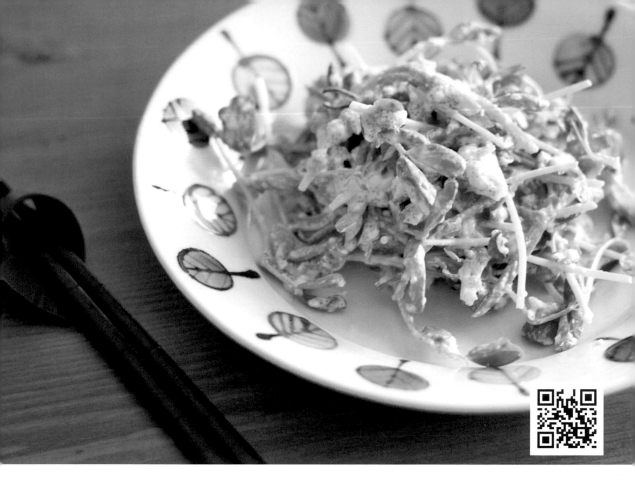

鱈魚子與美乃滋混搭出爽脆的西式餐點

# 白醬拌豆苗

[ 材料 ]（1人份）

豆苗······························30 g
胡蘿蔔····························6 g
A
　嫩豆腐··························40 g
　美乃滋··························12 g
　鱈魚子··························8 g

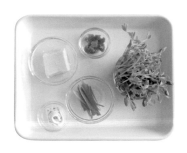

[ 作法 ]

① 豆苗切成等分的3段後，汆燙後泡冷水。

② 胡蘿蔔切絲後水煮。

③ 將A倒入缽碗中仔細混拌均勻，接著倒入瀝乾水分的①、②，混拌後即可盛盤。

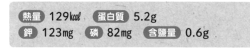

| 熱量 129kcal | 蛋白質 5.2g | |
|---|---|---|
| 鉀 123mg | 磷 82mg | 含鹽量 0.6g |

49

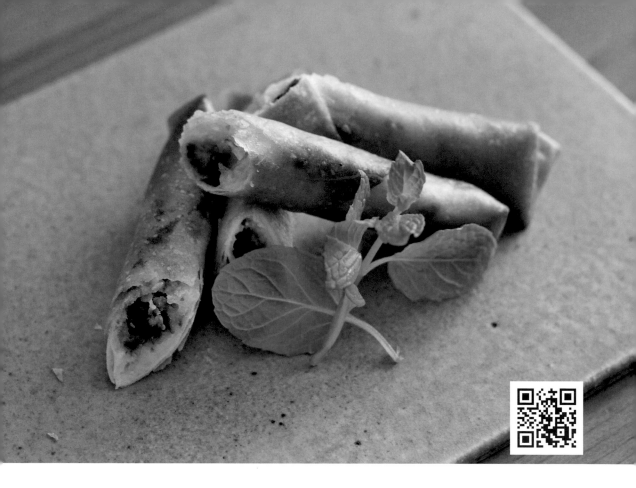

開心享用酥脆口感

# 地瓜豆沙春捲

[ 材料 ]（1人份）

| | |
|---|---|
| 地瓜 | 25 g |
| 牛奶 | 6 g |
| 紅豆沙 | 20 g |
| 春捲皮 | 16 g（迷你尺寸 2 片） |
| 麵粉 | 2 g |
| 水 | 1 g |
| 炸油 | 適量 |
| 薄荷 | 0.5 g |

[ 作法 ]

① 地瓜削皮後切成丁，泡水10分鐘左右。

② 將❶放入水中煮熟後瀝乾水分，用壓泥器搗碎後添加牛奶混拌成膏狀。

③ 麵粉加入水混拌均勻，做成黏著春捲的麵糊。

④ 將紅豆沙、❷鋪在春捲皮上後捲起，最後用麵糊固定。

⑤ 用180℃的油炸4分鐘左右。

⑥ 裝盤後擺上薄荷。

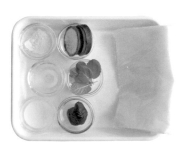

熱量 180kcal　蛋白質 4.1g
鉀 129mg　磷 45mg　含鹽量 0.1g

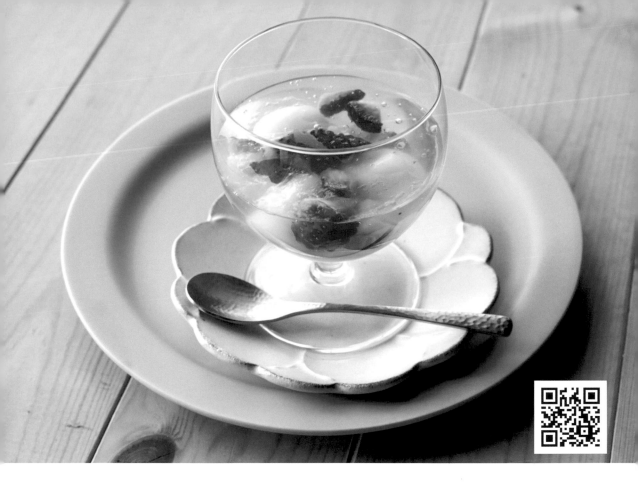

Q彈晶透，連小孩都喜歡

# 草莓白玉糰子蘇打凍

[ 材料 ]（1人份）

糯米粉………………………20 g
水……………………………20 g
明膠粉…………………………1 g
水……………………………10 g
食用小蘇打…………………10 g
砂糖……………………………4 g
食用小蘇打…………………50 g
草莓…………………………20 g

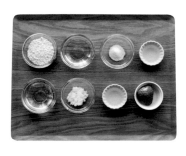

[ 作法 ]

① 用水（10 g）溶開明膠粉備用。

② 將①與食用小蘇打（10 g）、砂糖倒入鍋中，以小火煮至明膠溶化。

③ 將食用小蘇打（50 g）倒入②後輕輕混拌均勻。

④ 將③倒入調理盤中，稍微冷卻後放進冰箱冷藏30分鐘左右。

⑤ 糯米粉倒入缽碗中，少量逐次倒入水（20 g）揉捏成團狀，再分成4等分後搓圓。

⑥ 用鍋子煮沸熱水，將⑤煮熟後放入冷水中。

⑦ 草莓切成小塊備用。

⑧ 將④、⑥、⑦交錯放入容器，最後放進冰箱冷藏等待冷卻凝固。

| 熱量 124 kcal | 蛋白質 2.4g | |
| --- | --- | --- |
| 鉀 35mg | 磷 16mg | 含鹽量 0.1g |

# 超過100年前就出現的 腎臟病飲食療法

　　研究顯示腎臟病飲食療法的歷史已經超過100年。腎臟出問題時，毒素（尿素）會累積在體內，進而產生名為尿毒症的症狀。而最早明文紀錄則出現在1847年（「Am J Nephrol 22:231-239,2002」）。

　　身體會將蛋白質代謝成氨後，化為尿素排出體外。因此1850年左右就開始有限制攝取蛋白質、以蔬菜作主食的方式治療腎臟疾病。直到20世紀終於確認**低蛋白質飲食**能夠抑制腎衰竭的發展並減輕症狀，因此確立了基本的治療法。

　　但是過度限制蛋白質，導致身體攝取熱量不足時，反而會提升死亡率。此外研究也發現蛋白質攝取量造成的效果，也會依腎臟損傷程度而異。近年腎臟病患者有高齡化的趨勢，所以飲食療法的內容也隨之產生變化。本書將以小單元依序解釋目前實際在用的飲食療法。

## 能夠攝取優質蛋白質的食品

大豆製品

雞蛋

優格

MILK

肉類　　　　海鮮　　　　乳製品

# Part 3

# 刺激**味覺**
# 的飲食

　　味覺是用來幫助身體辨認口中物質的化學特性，以甜味、酸味、鹹味、苦味與鮮味這 5 種感覺為基本。味覺本身就對進食相當重要，而味覺留下的記憶能夠幫助人們預測滋味，增添對飲食的期待。因此透過不同的滋味刺激味覺，可以說是極其重要。

　　本章的食譜運用了甜味、辣味、酸味、苦味、鹹味、酸甜等豐富的滋味，能夠透過令人愉悅的滋味多方刺激味覺。

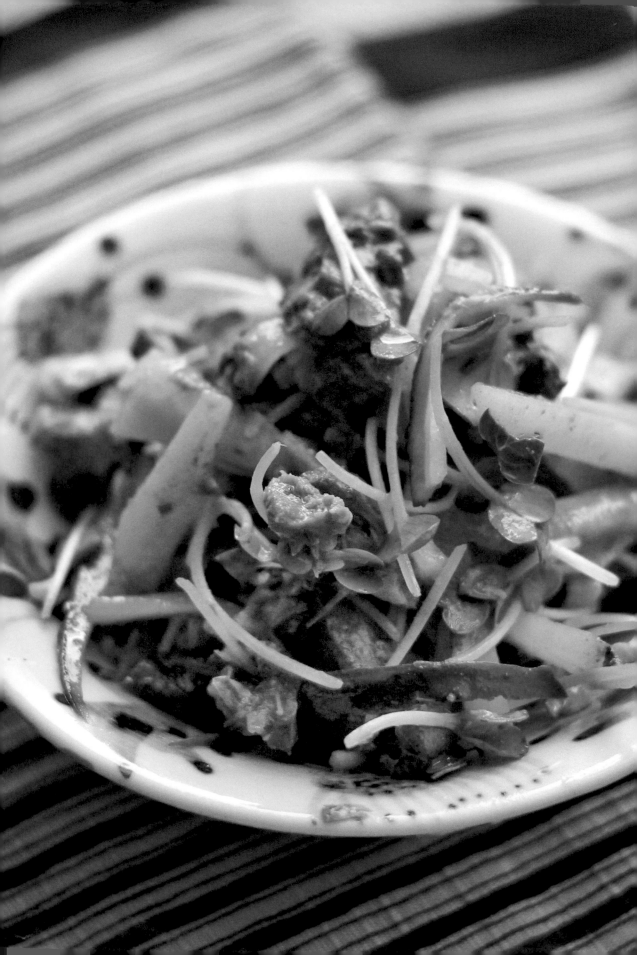

# 咖哩風味 鯖魚 小黃瓜沙拉

[ 材料 ]（1人份）

咖哩鯖魚罐頭………30 g
小黃瓜………………30 g
馬鈴薯………………30 g
奶油……………………5 g
檸檬汁…………………4 g
貝割菜………………10 g

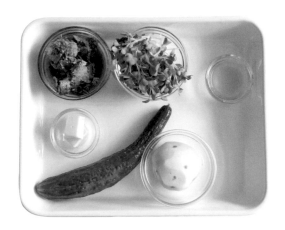

[ 作法 ]

① 小黃瓜切絲。

② 馬鈴薯切成粗絲，再用奶油煎熟。

③ 將鯖魚倒入缽碗中，與①、②拌在一起後淋上檸檬汁。

④ 盛盤並將切成3段的貝割菜散放在上方。

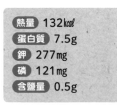

熱量 132 kcal
蛋白質 7.5g
鉀 277 mg
磷 121 mg
含鹽量 0.5g

推薦重點　小黃瓜、馬鈴薯的含鉀量都偏多，所以切成絲使用，如此一來就算用量較少，同樣能享受充足的分量感。

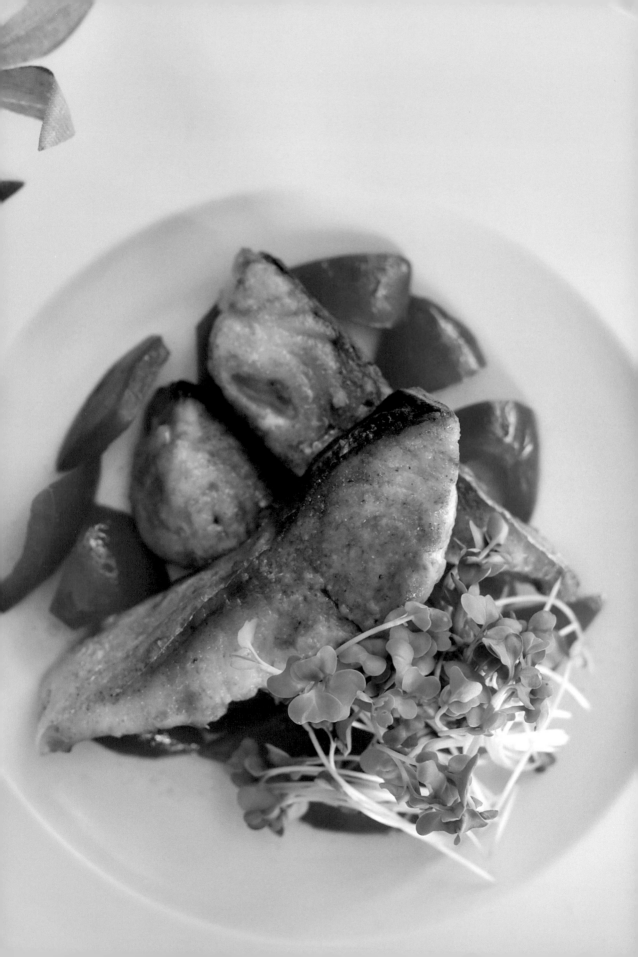

# 鯖魚紅色甜椒 甜醋漬

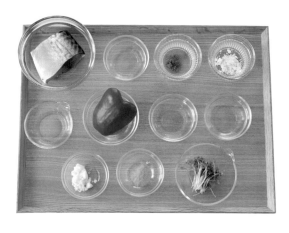

[ 材料 ]（1人份）

| | |
|---|---|
| 鯖魚 | 50 g |
| 料理酒 | 3 g |
| 咖哩粉 | 0.5 g |
| 麵粉 | 2 g |
| 沙拉油 | 4 g |
| 紅色甜椒 | 20 g |
| 沙拉油 | 2 g |
| 醋 | 8 g |
| 砂糖 | 3 g |
| 白胡椒 | 少許 |
| 花椰菜芽 | 3 g |

[ 作法 ]

1. 鯖魚切成3等分，用料理酒稍微醃漬，接著抹上咖哩粉與麵粉。將沙拉油（4g）倒入平底鍋，開火煎熟鯖魚。

2. 紅色甜椒切成較小的不規則的片狀。將沙拉油（2g）倒入平底鍋，開火炒熟紅色甜椒。

3. 將醋、砂糖與白胡椒倒入缽碗中混和均勻，放入煎好的鯖魚與紅色甜椒後簡單攪拌。

4. 將❸放進冰箱冷藏30分鐘後裝盤，另外將花椰菜芽切成易於食用的長度後擺上。

| | |
|---|---|
| 熱量 | 219kcal |
| 蛋白質 | 11.0g |
| 鉀 | 224mg |
| 磷 | 121mg |
| 含鹽量 | 0.2g |

**推薦重點** 鯖魚不必抹鹽，用料理酒與咖哩粉調味即可。裹上麵衣再油炸有助鯖魚入味，搭配甜醋漬享用清爽滋味。

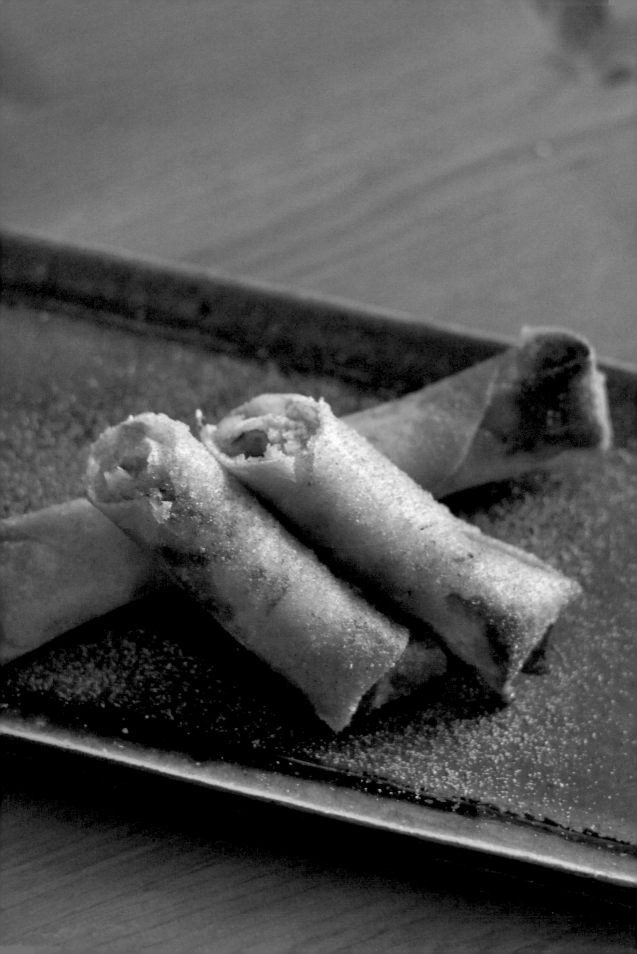

# 咖哩鮮蝦春捲

[ 材料 ]（1人份）

帆立貝柱（生的）……10 g
蝦子………………………20 g
鴻禧菇…………………15 g
洋蔥……………………15 g
沙拉油…………………2 g
鹽…………………………0.1 g
胡椒……………………0.01 g
美乃滋…………………3 g
春捲皮…………10 g（1 片）
麵粉……………………2 g
水…………………………2 g
炸油…………………適量
咖哩粉…………………0.5 g

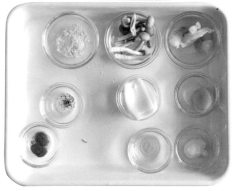

[ 作法 ]

1 將沙拉油倒入平底鍋後，簡單炒過切成碎末的鴻禧菇、洋蔥。

2 用菜刀拍碎帆立貝柱與去除沙腸的蝦子，但是要維持能吃到口感的大小。

3 將❶、❷、鹽、胡椒與美乃滋混拌均勻。

4 用麵粉與同分量的水混拌成麵糊備用。

5 用春捲皮捲起❸，再用❹固定住開口後，放入180℃的油鍋酥炸。

6 盛盤後撒上咖哩粉。

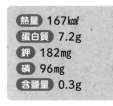

熱量 167 kcal
蛋白質 7.2g
鉀 182mg
磷 96mg
含鹽量 0.3g

推薦重點 帆立貝柱與蝦子的量都偏少，但是用春捲皮包起來便能夠增添分量感。

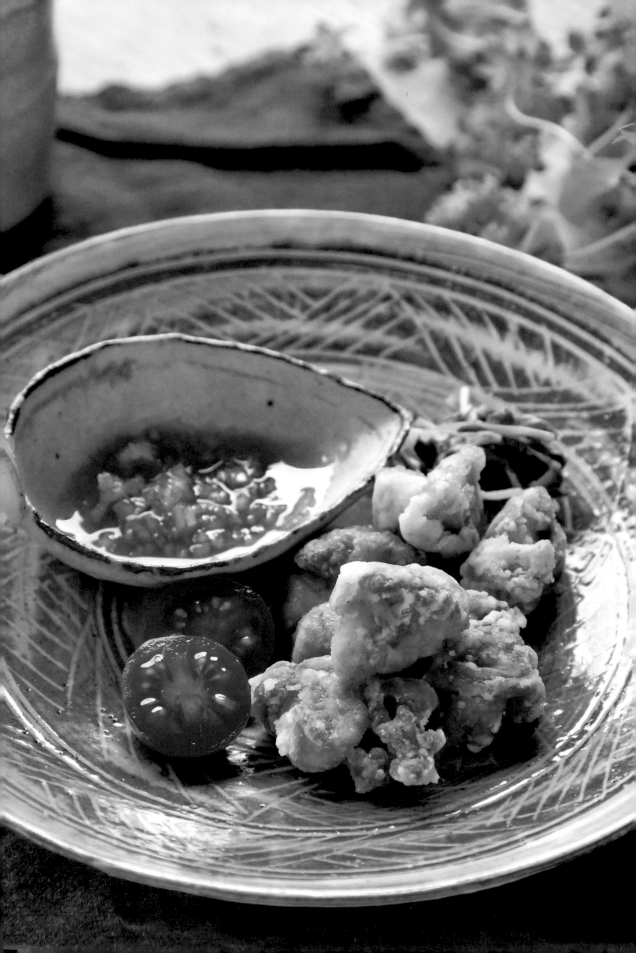

爽口的人氣薑味料理

# 唐揚雞佐薑味醬

[ **材料** ]（1人份）

| 雞腿肉 | 50 g |
|---|---|
| 料理酒 | 10 g |
| 太白粉 | 8 g |
| 炸油 | 適量 |
| 豆苗 | 3 g |
| 洋蔥 | 5 g |

A

| 柚子醋醬油 | 4 g |
|---|---|
| 醋 | 3 g |
| 薑泥 | 1 g |
| 蜂蜜 | 1 g |
| 小番茄 | 1顆 |

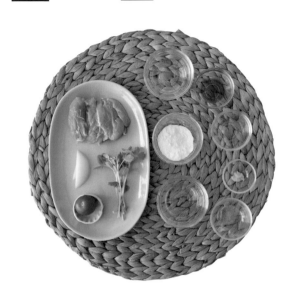

[ **作法** ]

1. 雞肉切成方便一口食用的大小，淋上料理酒。
2. 用廚房紙巾吸乾❶的水氣，抹上太白粉。
3. 將油倒入平底鍋酥炸❷。
4. 豆苗切成適當的長度，汆燙後泡在冷水中。
5. 洋蔥切成碎末，與A的調味料一起混拌。
6. 將❸盛盤後，擺上❹、❺與切半的小番茄。

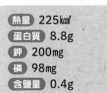

| 熱量 | 225kcal |
|---|---|
| 蛋白質 | 8.8g |
| 鉀 | 200mg |
| 磷 | 98mg |
| 含鹽量 | 0.4g |

**推薦重點** 雞肉切小塊一點就不必醃漬，搭配帶有酸味的清爽醬料就很美味。調味控制在表面的話，以少量的鹽分就能享用到美味。

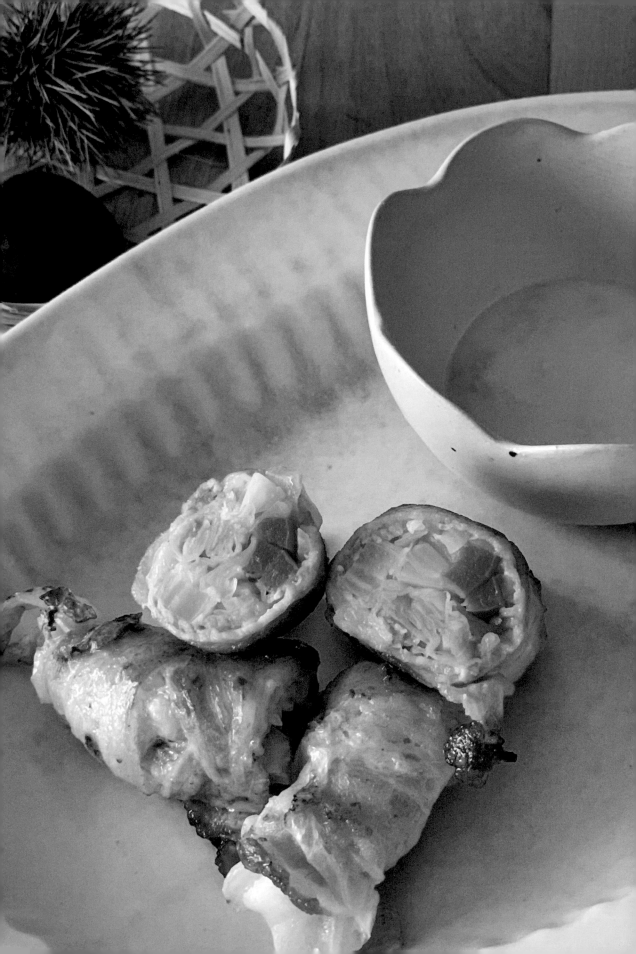

# 豬肉卷佐味噌優格醬

[ 材料 ]（1人份）

| | |
|---|---|
| 豬五花肉 | 50g（2片） |
| 高麗菜 | 40 g |
| 紅色甜椒 | 8 g |
| 麵粉 | 2 g |
| 沙拉油 | 4 g |
| 味噌 | 3 g |
| 優格 | 3 g |
| 牛奶 | 3 g |

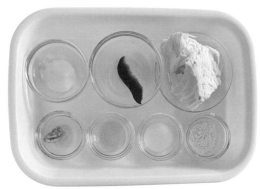

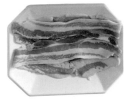

[ 作法 ]

1. 高麗菜切成粗絲後汆燙，再用廚房紙巾徹底吸乾水分。

2. 紅色甜椒切絲後汆燙，瀝乾水分。

3. 五花肉單面撒上麵粉，依 ❶、❷ 的順序擺上後捲起（製作2捲）。

4. 在平底鍋上倒油後開火，放入 ❸ 煎至出現焦色後悶熟。

5. 將切成2等分的 ❹ 盛盤，另外將味噌、優格與牛奶混和後附在一旁。

| | |
|---|---|
| 熱量 | 262kcal |
| 蛋白質 | 8.4g |
| 鉀 | 197mg |
| 磷 | 87mg |
| 含鹽量 | 0.5g |

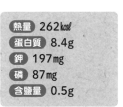

**推薦重點** 高麗菜用水煮可以減少含鉀量，因此能多吃一點。豬肉未經醃漬，而是搭配味噌、優格與牛奶組成的特製醬料享用。

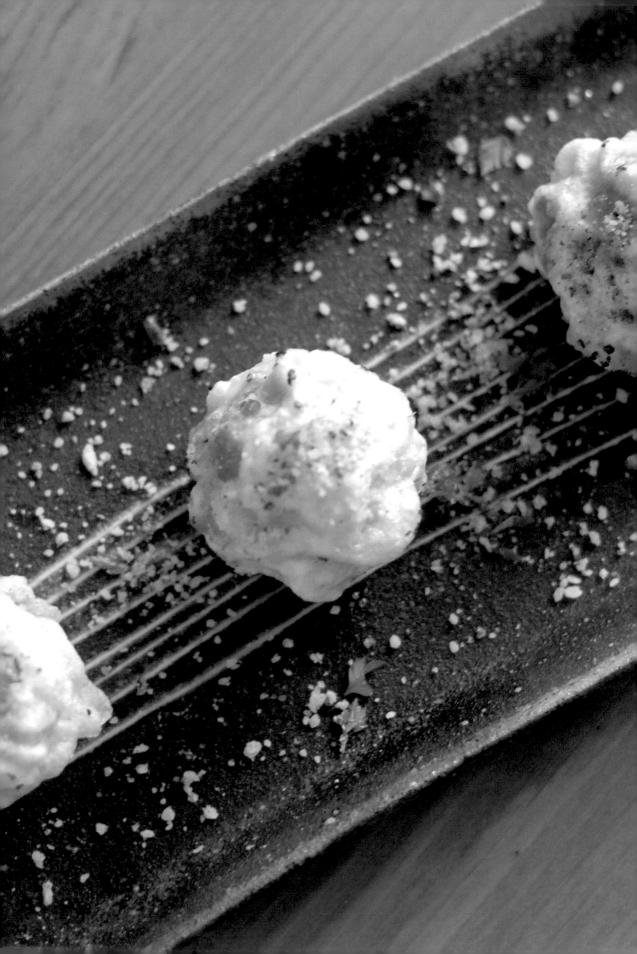

淡雅的甘甜帶來溫和的滋味

# 白肉魚玉米天婦羅

[ **材料** ]（1人份）

白肉魚的魚漿（市售）
··············································30 g
玉米 ························25 g
美乃滋 ······················5 g
天婦羅粉 ··················10 g
水 ····························12 g
胡椒 ···········少許（0.05 g）
香芹 ·······················0.1 g
咖哩粉 ········少許（0.02 g）
帕瑪森起司 ··············0.5 g
炸油 ······················適量

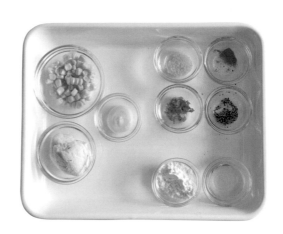

[ **作法** ]

① 將魚漿、玉米、美乃滋倒入缽碗中混拌均勻，
　做成一口大小的圓球狀。

② 將天婦羅粉與水倒入另一個缽碗中混和。

③ 將②的麵衣抹在①上，用180℃的油來炸。

④ 在缽碗中將胡椒、香芹、咖哩粉與帕瑪森起司
　混和後，撒在③上。

熱量 181 kcal
蛋白質 7.4g
鉀 131 mg
磷 83 mg
含鹽量 0.7g

 **推薦重點** 魚漿的用量偏少，但是搭配玉米能夠
強化口感。魚漿本身含鹽量較多，為
了減少含鹽調味料的用量，用咖哩粉
與香芹來提味。

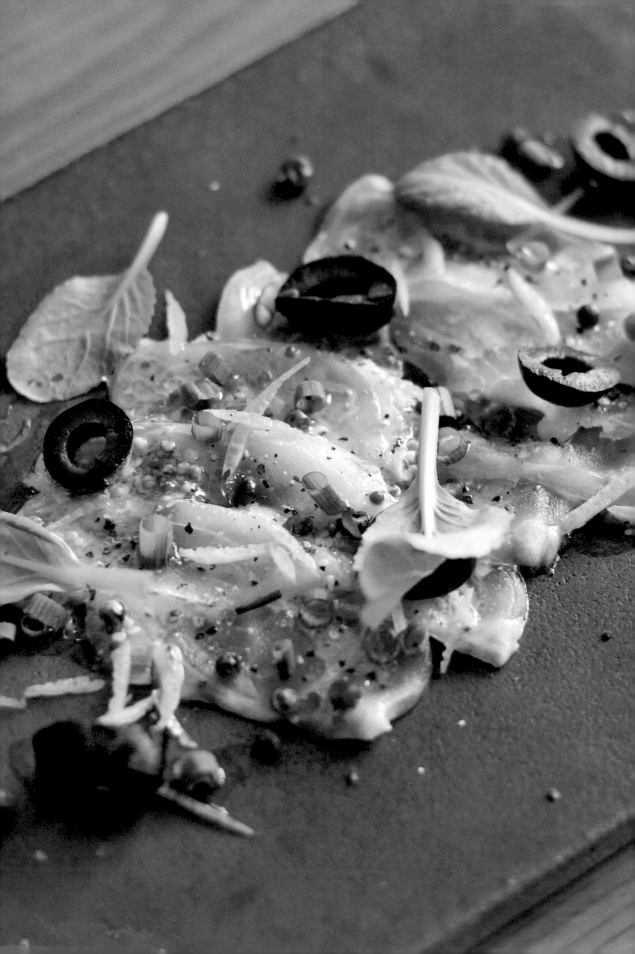

散發清涼感的簡單料理

# 白肉魚卡爾帕喬 佐柚子醬

[ 材料 ]（1人份）

白肉魚……………………25 g
黑橄欖……………………5 g
細蔥……………………2 g
柚子皮……………………2 g
鹽……………………0.1 g
胡椒……………………少許
橄欖油……………………5 g
顆粒黃芥末醬……………1 g
柚子汁……………………2 g
粉紅胡椒…………………0.3 g
羊齒菜……………………3 g

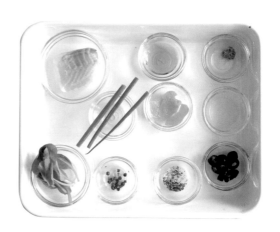

[ 作法 ]

① 白肉魚切成薄片，盡可能切得薄一點。

② 黑橄欖切片，細蔥切成蔥花，柚子皮切絲。

③ 將魚肉片排放在器皿上，撒上鹽與胡椒。

④ 將橄欖油、顆粒黃芥末醬、柚子汁拌在一起後，淋在魚肉片上。

⑤ 撒上黑橄欖、蔥花、柚子皮、粉紅胡椒後，擺上羊齒菜。

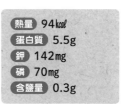

| 熱量 | 94 kcal |
| 蛋白質 | 5.5g |
| 鉀 | 142mg |
| 磷 | 70mg |
| 含鹽量 | 0.3g |

推薦重點

魚肉切成薄片，能夠增添分量感。由於鹽分較少，所以藉柚子皮的香味增添美味程度。

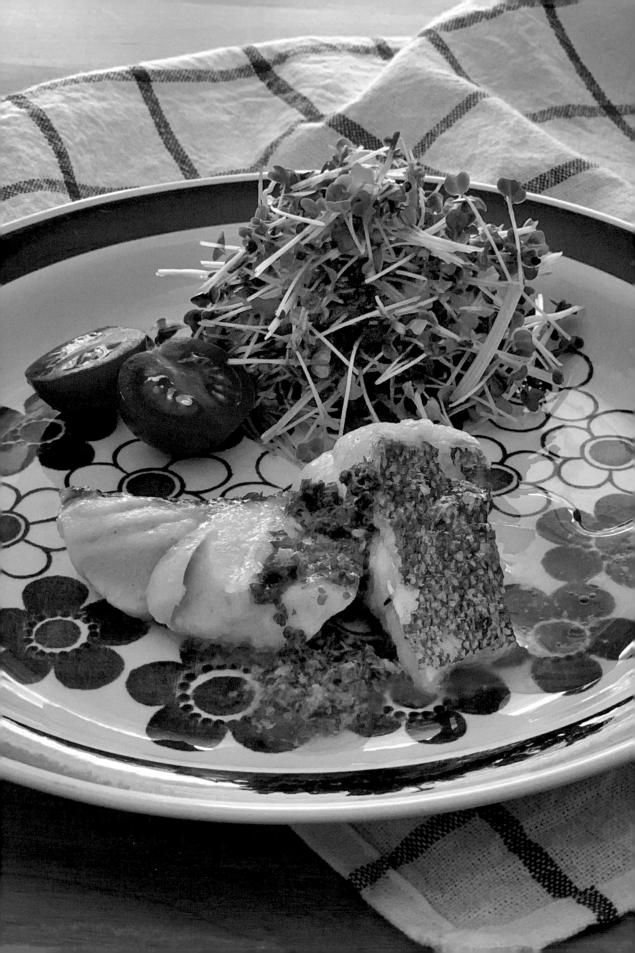

與檸檬酸味搭配得恰如其分

# 香煎鱈魚佐檸檬奶油醬

[ 材料 ]（1人份）

| | |
|---|---|
| 鱈魚 | 60 g |
| 胡椒 | 少許 |
| 麵粉 | 3 g |
| 沙拉油 | 6 g |
| 檸檬 | 10 g |
| 香芹 | 1 g |
| 奶油 | 10 g |
| 花椰菜芽 | 20 g |
| 小番茄 | 1顆 |

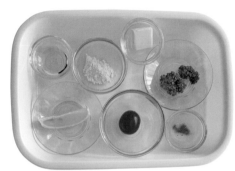

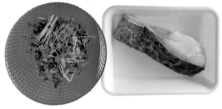

[ 作法 ]

1. 用廚房紙巾吸乾鱈魚的水氣，再切成2等分。撒上胡椒與麵粉後，拍掉多餘的粉末。

2. 將油倒入平底鍋中加熱，從鱈魚皮開始煎，兩面都煎熟後取出。

3. 將奶油放進平底鍋融開，檸檬切成瓣形後擠入檸檬汁，並添加切碎的香芹調製醬料。

4. 將小番茄切成2等分，花椰菜芽則切成易於食用的大小。

5. 將 2、4 盛盤後淋上 3。

| | |
|---|---|
| 熱量 | 200 kcal |
| 蛋白質 | 11.5g |
| 鉀 | 289mg |
| 磷 | 159mg |
| 含鹽量 | 0.4g |

**推薦重點** 事前醃漬僅使用了胡椒，沒有再另外加鹽。帶有酸味的檸檬奶油醬，也可以用來搭配鱈魚以外的魚肉。點綴用的蔬菜，則建議選擇像花椰菜芽這種含鉀量較低的蔬菜。

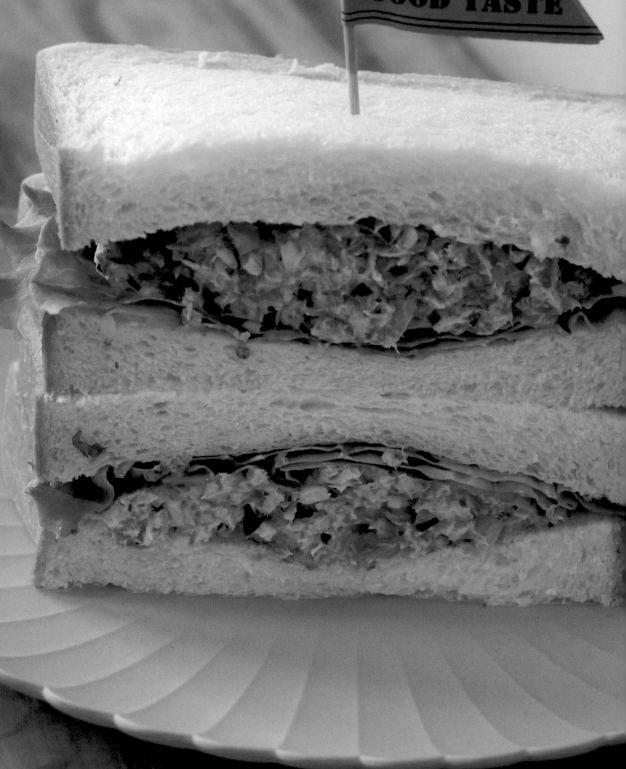

# 簡易
# 鯖魚三明治

[ **材料** ]（1人份）

鯖魚罐頭……………………30 g
紫洋蔥………………………10 g
小黃瓜（去籽）……………10 g
香芹…………………………2 g
美乃滋………………………12 g
吐司……………60 g（1片）
黃芥末………………………3 g
葉萵苣…………5 g（1片）

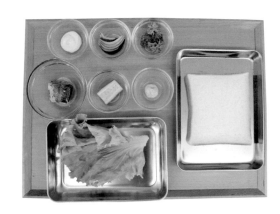

[ **作法** ]

① 將鯖魚倒入缽碗中壓碎。

② 紫洋蔥（沒有的話也可以用一般洋蔥）、小黃瓜、香芹切成碎末。

③ 將①、②、美乃滋倒入缽碗中混拌均勻。

④ 將黃芥末塗在吐司上，疊上葉萵苣、③與另一片吐司。

⑤ 將④切半後裝盤。

熱量 **312** *kcal*
蛋白質 **12.5g**
鉀 **218mg**
磷 **120mg**
含鹽量 **1.4g**

 鯖魚中含有DHA、EPA等多元不飽和脂肪酸，有助於預防動脈硬化。鯖魚罐頭則相當百搭，日式或西式料理都適合。黃芥末醬則可襯托整體滋味。

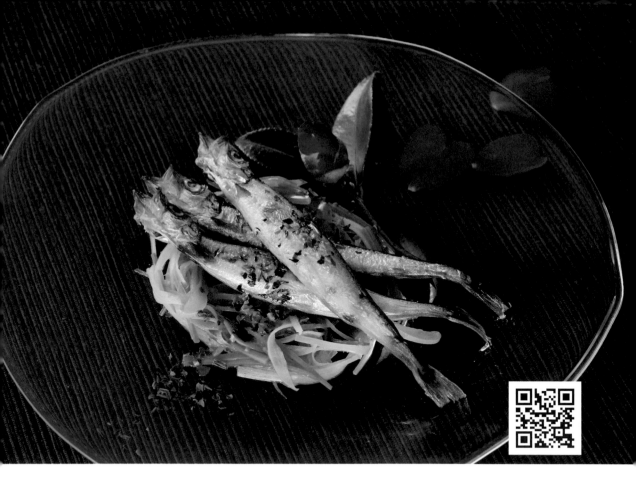

### 柚子胡椒散發辛香

# 香煎柳葉魚佐醋醃甜椒

[ 材料 ]（1人份）

| | |
|---|---|
| 柳葉魚 | 3條 |
| 橄欖油 | 6 g |
| 長蔥 | 10 g |
| 胡蘿蔔 | 6 g |
| 黃色甜椒 | 6 g |
| A | |
| 　白酒醋 | 6 g |
| 　砂糖 | 2 g |
| 　柚子胡椒 | 1 g |
| 青海苔 | 少許 |

[ 作法 ]

1 蔥、胡蘿蔔、黃色甜椒切絲後汆燙。

2 將瀝乾水氣的❶倒入缽碗中，加入A混拌。

3 將橄欖油倒入平底鍋，開火煎熟柳葉魚。

4 將❷盛盤後擺上❸，最後撒上青海苔。

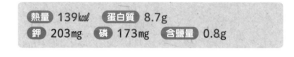

熱量 139kcal　蛋白質 8.7g
鉀 203mg　磷 173mg　含鹽量 0.8g

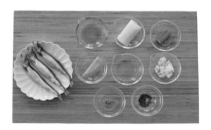

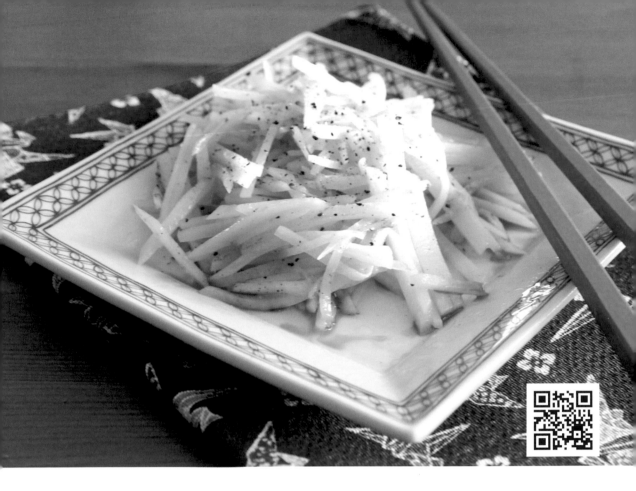

簡單卻令人上癮的香辣滋味

# 辣味日式炒馬鈴薯

[ 材料 ]（1人份）

馬鈴薯·····················40 g
蒜泥······················0.5 g
無鹽奶油···················10 g
鹽························0.5 g
黑胡椒···············少許（0.05 g）
辣油·······················1 g

[ 作法 ]

① 馬鈴薯切成細絲後汆燙。

② 用平底鍋加熱融開奶油後，倒入①、蒜泥、鹽後炒香。

③ 將②盛盤後撒上黑胡椒，並以繞圈的方式淋上辣油。

| 熱量 119kcal | 蛋白質 0.8g | |
| --- | --- | --- |
| 鉀 173mg | 磷 20mg | 含鹽量 0.5g |

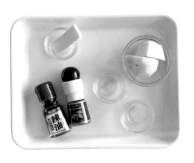

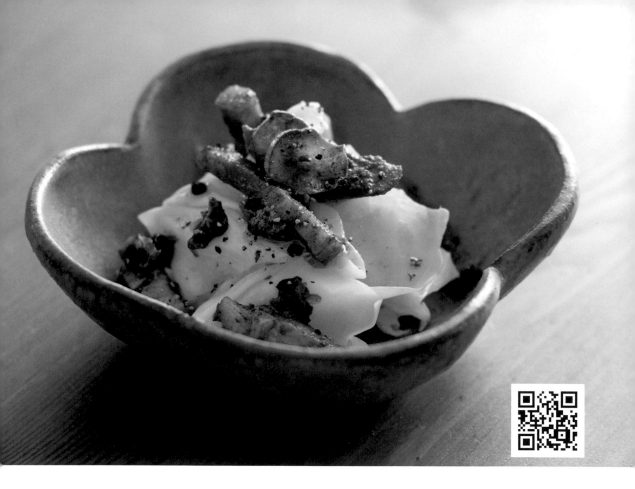

適度的辛辣溫暖了身體

# 春高麗菜的鯷魚風味溫沙拉

[ 材料 ]（1人份）

高麗菜·····························35 g
培根·······························15 g
橄欖油······························10 g
大蒜·································4 g
鯷魚·································3 g
酸豆·································1 g
紅辣椒······························0.02 g
胡椒································0.08 g

[ 作法 ]

1. 將高麗菜與培根切成易於食用的大小，大蒜切成片。

2. 用鍋子將水煮沸後汆燙高麗菜。

3. 將橄欖油倒入平底鍋後，炒香大蒜、鯷魚、培根、酸豆與紅辣椒。

4. 高麗菜盛盤後淋上❸，最後再撒上一些胡椒。

| 熱量 171kcal | 蛋白質 3.4g |
|---|---|
| 鉀 127mg | 磷 55mg | 含鹽量 0.6g |

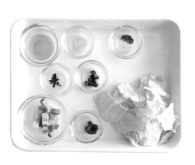

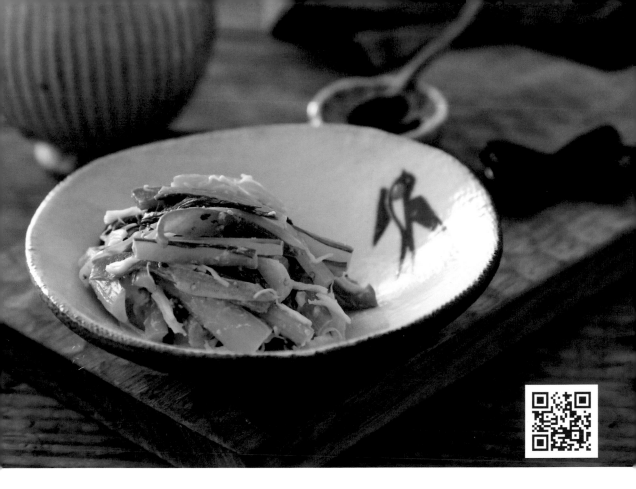

營養豐富的蔬菜料理，檸檬酸味能夠促進食慾

# 檸檬奶油風味小松菜沙拉

[ 材料 ]（1人份）

小松菜‥‥‥‥‥‥‥‥‥‥‥40 g
紅色甜椒‥‥‥‥‥‥‥‥‥‥4 g
黃色甜椒‥‥‥‥‥‥‥‥‥‥4 g
帆立貝柱（罐頭）‥‥‥‥‥10 g
奶油‥‥‥‥‥‥‥‥‥‥‥‥4 g
美乃滋‥‥‥‥‥‥‥‥‥‥‥3 g
檸檬汁‥‥‥‥‥‥‥‥‥‥‥4 g
粗粒黑胡椒‥‥‥‥‥‥‥‥少許

[ 作法 ]

1  小松菜汆燙後泡冷水，切成3cm的長度後，用廚房紙巾吸乾水氣。

2  紅、黃色甜椒切絲後汆燙，再瀝乾水氣。

3  將融開後的奶油與美乃滋、檸檬汁仔細混拌均勻。

4  將❶、❷、帆立貝柱倒入缽碗中。

5  淋上❸的醬料後混拌均勻。

6  盛盤，再撒上粗粒黑胡椒。

| 熱量 70kcal | 蛋白質 2.8g | |
|---|---|---|
| 鉀 104mg | 磷 40mg | 含鹽量 0.3g |

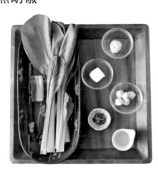

75

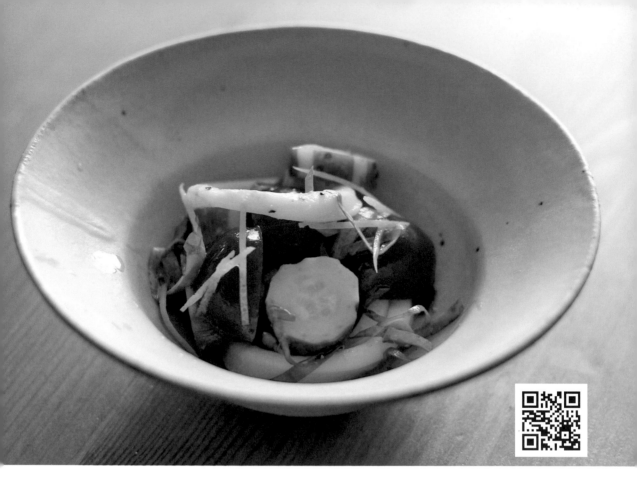

盡情享受海鮮的鮮美

# 檸檬羅勒風味香煎花枝

[ 材料 ]（1人份）

花枝·······················15 g
小番茄······················20 g
小黃瓜······················20 g
橄欖油·······················5 g
檸檬皮·······················1 g
檸檬汁·······················2 g
羅勒·························1 g
鹽·························0.2 g
胡椒························0.02 g

[ 作法 ]

① 花枝去皮後切成圓圈狀，直接放進平底鍋煎熟後再放涼。

② 小番茄與小黃瓜都切成易於食用的大小，檸檬皮切絲。

③ 在缽碗中放入①、②、橄欖油、檸檬皮、檸檬汁、撕碎的羅勒、鹽、胡椒調味後盛盤。

| 熱量 68kcal | 蛋白質 3.2g |
| 鉀 156mg | 磷 54mg | 含鹽量 0.3g |

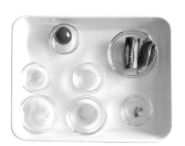

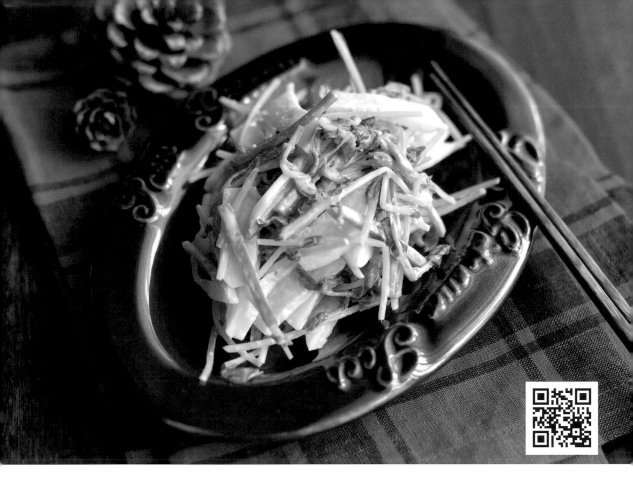

### 西京味噌提升醇厚滋味

# 豆苗蕪菁拌辣味噌

[ 材料 ]（1人份）

豆苗····································40 g
蕪菁····································20 g
胡蘿蔔··································5 g
西京味噌································5 g
美乃滋··································8 g
黃芥末醬································1 g

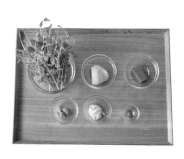

[ 作法 ]

1. 豆苗切成易於食用的大小，汆燙後瀝乾。
2. 將胡蘿蔔切絲、蕪菁切成長條狀後一起燙熟。
3. 將西京味噌、美乃滋與黃芥末醬倒入缽碗中混拌均勻。
4. 將❶、❷倒入❸中，混拌後盛盤。

熱量 88kcal　蛋白質 2.3g
鉀 112mg　磷 33mg　含鹽量 0.6g

## ■ CKD（慢性腎臟病）各階段的飲食療法基準

| 階段<br>（GFR） | 蛋白質<br>（g／kgBW／天） |
|---|---|
| 第1期<br>（GFR ≧ 90） | 不要過度攝取 |
| 第2期<br>（GFR 60～89） | 不要過度攝取 |
| 第3a期<br>（GFR 45～59） | 0.8～1.0 |
| 第3b期<br>（GFR 30～44） | 0.6～0.8 |
| 第4期<br>（GFR 15～29） | 0.6～0.8 |
| 第5期<br>（GFR ＜ 15） | 0.6～0.8 |
| 5D<br>（接受透析療法中） | 0.9～1.2 |

● 標準體重（BW）(kg)＝身高 (m) × 身高 (m) × 22
資料出處：日本腎臟學會《慢性腎臟病之飲食療法基準2014年版》

# 雖說要
# 限制蛋白質……

　　自古就知道過度攝取蛋白質會造成腎臟功能惡化。

　　這是因為攝取過多蛋白質會對腎臟造成負擔（腎絲球過濾的過度運作）所致，所以日本腎臟學會針對有惡化可能性的CKD，建議1天攝取量不要超過1.3ｇ（標準體重平均每公斤的量）。也就是說，可以攝取的蛋白質量為1.3ｇ×BW［標準體重（kg）］。［BW［標準體重（kg）］的計算方式為身高（ｍ）×身高（ｍ）×22］。但是光講1.3ｇ實在很難理解吧？

　　GFR（腎絲球過濾率）低於60時，醫師就會開始指導病人進行蛋白質限制，且限制會隨著惡化情況而加強（《慢性腎臟病之飲食療法基準2014年版》）。但是也有報告顯示1天攝取的蛋白質量，達到超低的0.6ｇ（標準體重平均每公斤的量）以下時，死亡率反而會提高，所以攝取的量並非愈低愈好。尤其老年人本身食量就會減少，必須格外留意飲食限制造成的營養不良。

　　那麼具體該如何限制蛋白質呢？

　　日本人的飲食攝取基準建議的蛋白質攝取量，無論男女均為1.0ｇ（標準體重平均每公斤的量）［厚生勞動省「日本人飲食攝取基準（2020年版）］。

　　**我認為輕度腎功能損傷時，按照一般狀況攝取並且注意別過量即可。雖然蛋白質限制會隨著腎臟機能惡化而變得嚴格，但是建議只要比一般食用量少25％即可。無論是在什麼情況下進行蛋白質限制，都請依年齡、體格與腎臟功能等條件靈活調整。**

# 飲食的鹽分應控制在什麼程度？

　　腎臟病患者的食鹽攝取量愈多，血壓就愈高，尿蛋白量也會變多。因此**日本腎臟學會建議慢性腎臟病（CKD）患者1天攝取3～6g的鹽分（《科學實證　CKD 診療指引2018》）。**

　　另一方面，1天攝取量未滿3g的過度減鹽，會提升死亡率與心血管疾病的風險，所以並不建議。研究顯示食鹽攝取量與總熱量、蛋白質攝取量之間具有正相關（positive correlation），因此減鹽可能造成營養障礙。尤其老年人在發生營養障礙之餘，還有可能出現脫水或低血壓等問題，必須特別留意。

　　**日本人的飲食攝取基準（2020年版）中提到，男性的1天建議食鹽攝取量基準為未滿7.5g，女性則為未滿6.5g。事實上研究顯示，平均每個日本人1天食鹽攝取量為10～12g，所以必須採取逐步減量的方式才行（順道一提，6g約等於1小匙的鹽）。**

　　我個人使用醬油時，不會直接淋在食物上，而是裝在噴霧罐中用噴的。因為1大匙的醬油含鹽量約2.6～2.9g，所以要控制飲食的鹽分時，減少醬油的用量也很重要。

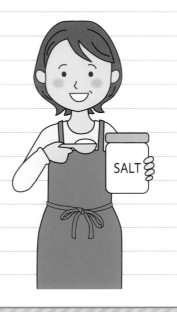

# Part 4

# 刺激嗅覺

## 的飲食

　　將食物放進口中前的香氣，咀嚼瞬間的香氣、以及兩者混合而成的香氣等變化，都能夠刺激嗅覺。從鼻塞時會覺得食物乏味這個現象，即可看出嗅覺與飲食之間的深刻關聯性。

　　香濃、清爽、微苦、甜香等氣味，具有徹底翻轉料理印象的力量，所以請善加運用香料蔬菜與辛香料來控制食慾吧。

　　本章將介紹能夠刺激嗅覺的食譜，會善用蔬菜、水果、海鮮、肉類等食材本身的香氣，以及調味料、辛香料等帶來的獨特香氣。

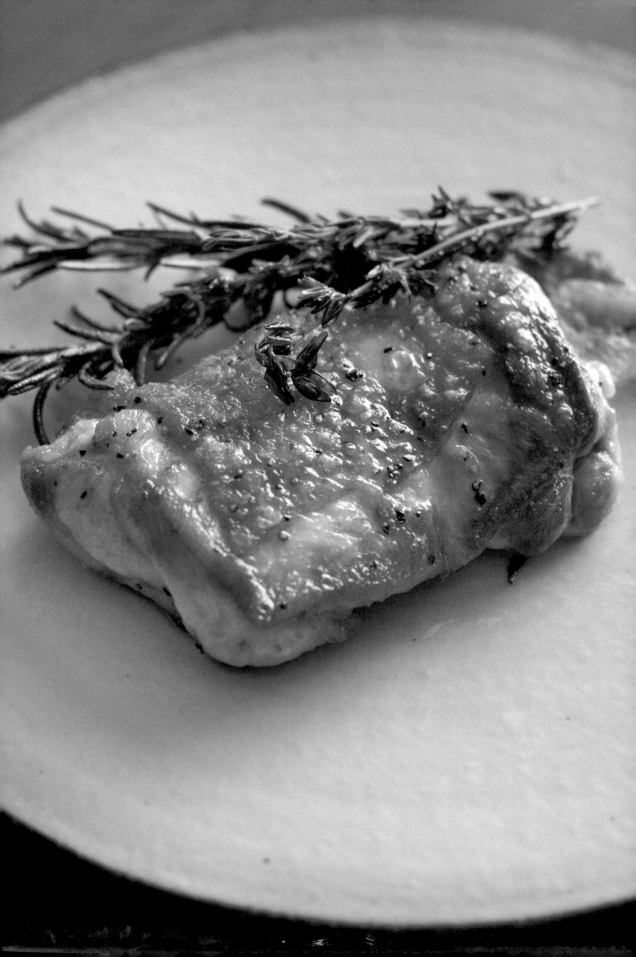

# 香藥草煎雞肉
## （基本煎法）

[ 材料 ]（1 人份）

雞腿肉·············70 g
鹽·················1 g
胡椒·············0.08 g
橄欖油············2 g
迷迭香···········0.5 g
橄欖油············4 g
百里香············1 g
大蒜··············4 g

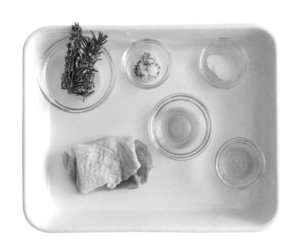

[ 作法 ]

1. 去掉雞腿肉多餘的筋、油脂後，用叉子在雞皮上戳刺數處。

2. 表面全部抹上鹽、胡椒、橄欖油（2 g）、迷迭香後，放在冰箱冷藏醃漬1天。

3. 橄欖油（4 g）倒入平底鍋後，從雞皮這一面開始仔細煎熟。

4. 途中添加百里香、蒜片，蒜片煎到出現焦色後取出。

5. 從表皮這一面煎至8分熟，再翻面將剩下2分也煎熟。

6. 盛盤後再擺上與雞肉一起煎過的蒜片與百里香。

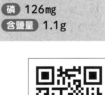

| 熱量 | 204 kcal |
| --- | --- |
| 蛋白質 | 11.9g |
| 鉀 | 225mg |
| 磷 | 126mg |
| 含鹽量 | 1.1g |

**推薦重點** 這是義大利廚師直傳的雞肉煎法。雞肉煎得太過會變得乾柴，所以學會這種基本煎法非常重要，如此一來才能享受清爽美味。

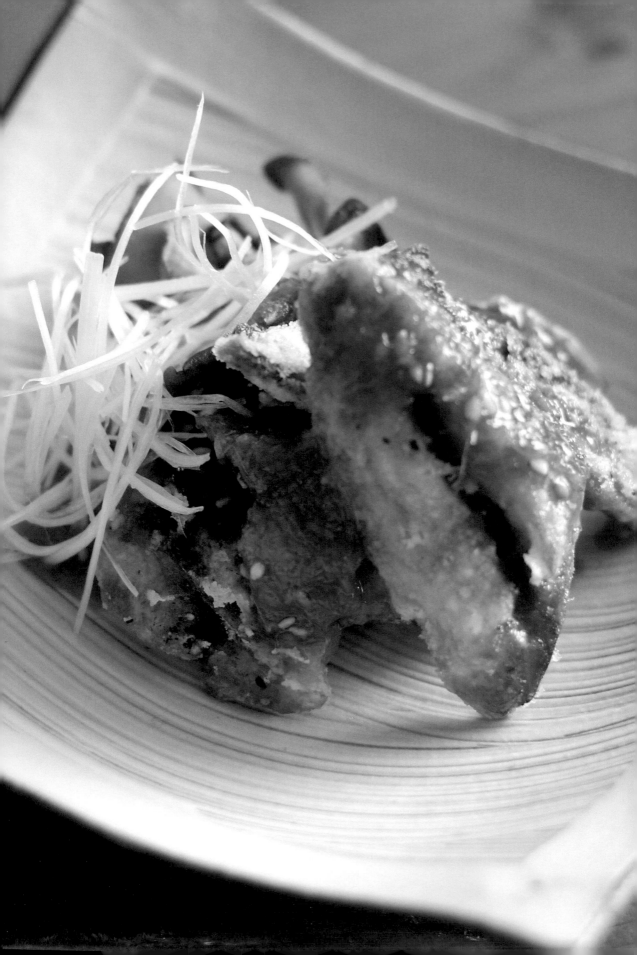

薑的香氣刺激食慾！還可預防動脈硬化

# 唐揚秋刀魚佐薑醬

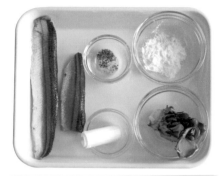

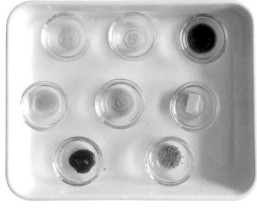

[ 材料 ]（1人份）

| | |
|---|---|
| 秋刀魚 | 50 g |
| 鹽 | 0.1 g |
| 胡椒 | 少許（0.05 g） |
| 太白粉 | 7 g |
| 炸油 | 適量 |
| 舞菇 | 15 g |
| 長蔥（白色部分） | 5 g |

A

| | |
|---|---|
| 醬油 | 3 g |
| 味醂 | 3 g |
| 番茄醬 | 5 g |
| 蜂蜜 | 1 g |
| 炒過的白芝麻 | 0.5 g |
| 麻油 | 1 g |
| 醋 | 2 g |
| 薑 | 4 g |

[ 作法 ]

1. 將秋刀魚切成3片，去除中骨後切成方便食用的大小，撒上鹽與胡椒。

2. 撒上太白粉用180℃的油酥炸。

3. 將舞菇撕開後直接炸，長蔥切成細絲狀。

4. 將A倒入缽碗中混拌均勻，加入磨好的薑泥調製醬料。

5. 秋刀魚與舞菇盛盤後，淋上④的醬料，擺上長蔥絲。

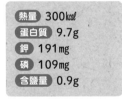

| | |
|---|---|
| 熱量 | 300 kcal |
| 蛋白質 | 9.7 g |
| 鉀 | 191 mg |
| 磷 | 109 mg |
| 含鹽量 | 0.9 g |

推薦重點　秋刀魚富含DHA、EPA等多元不飽和脂肪酸，可望預防動脈硬化。用薑、番茄醬與蜂蜜多種調味料配製成的醬料，搭配酥脆的秋刀魚一起享用。

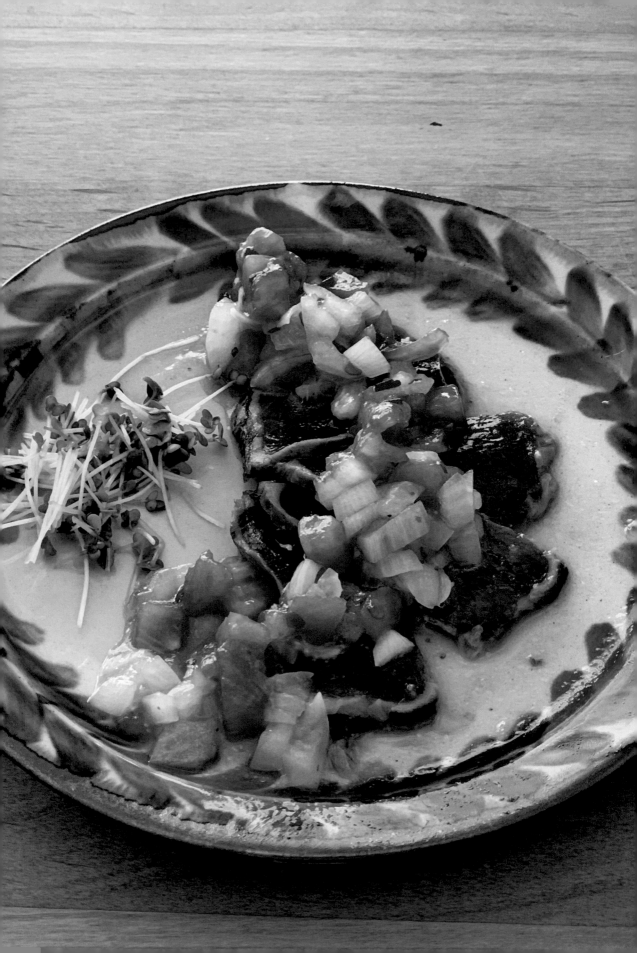

飄散著淡雅甜香

# 卡爾帕喬風 鰹魚半敲燒

[ 材料 ]（1人份）

鰹魚半敲燒…………30 g
粗粒黑胡椒…………少許
白高湯醬油…………2.5 g
番茄…………25 g
洋蔥…………15 g
甜辣醬…………4 g
醋…………4 g
橄欖油…………3 g
花椰菜芽…………2 g

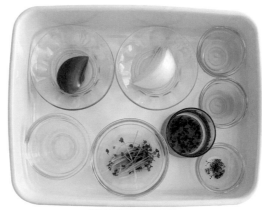
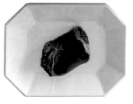

[ 作法 ]

① 將鰹魚半敲燒切成約3㎜厚的薄片4片，撒上粗粒黑胡椒後，泡在白高湯醬油中，並放進冰箱冷藏約10分鐘。

② 番茄用滾水去皮後，去籽切塊。洋蔥概略切碎後汆燙，並瀝除水分。

③ 將②、甜辣醬、醋與橄欖油倒入缽碗中混拌均勻。

④ 將①盛盤後淋上③，最後將花椰菜芽切成易於食用的大小當作裝飾。

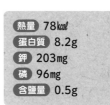

| 熱量 | 78kcal |
| 蛋白質 | 8.2g |
| 鉀 | 203mg |
| 磷 | 96mg |
| 含鹽量 | 0.5g |

**推薦重點** 鰹魚富含鐵質，能夠預防貧血。雖然鰹魚用量少，但是每一片都各自沾上蔬菜醬食用，能夠增添飽足感。

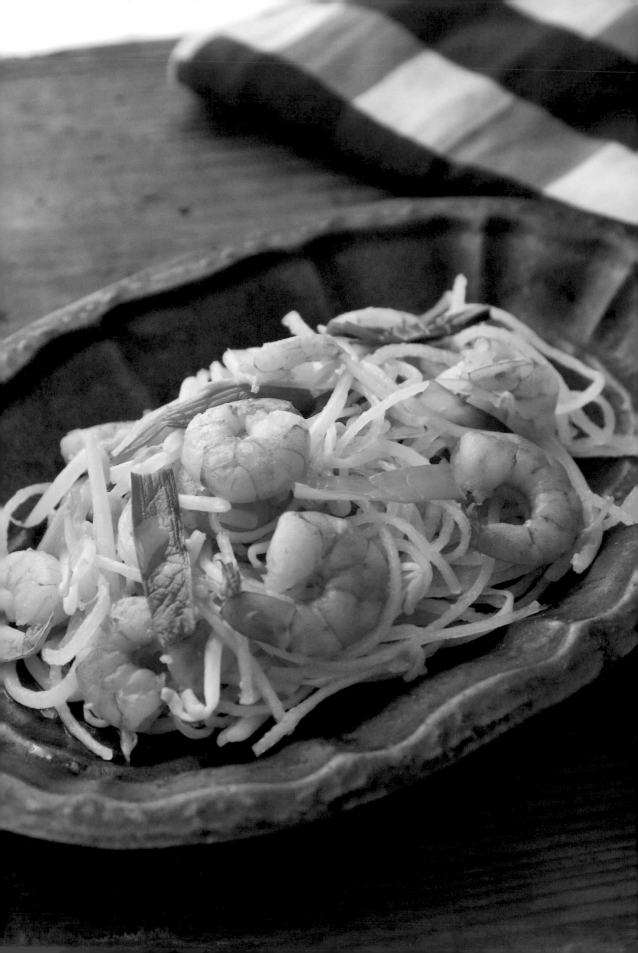

# 泰式炒冬粉

[ **材料** ]（1人份）

冬粉（乾）……………15 g
大蒜…………………4 g
薑……………………4 g
韭菜…………………4 g
豆芽菜………………30 g
魚露…………………1 g
蠔油…………………1 g
砂糖…………………2 g
沙拉油………………3 g
蝦仁…………………40 g
檸檬汁………………2 g

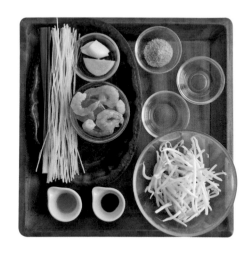

[ **作法** ]

1. 冬粉切成2等分後水煮，煮好後瀝乾水分。
2. 薑蒜切成碎末，韭菜切成4㎝長。
3. 汆燙韭菜與豆芽菜。
4. 將魚露、蠔油與砂糖倒入缽碗中混拌均勻。
5. 將沙拉油倒進平底鍋後開火，炒香薑蒜後再倒入蝦仁。蝦仁變色後即可添加冬粉、韭菜與豆芽菜一起翻炒，最後再倒入 ④ 調味。
6. 盛盤後淋上檸檬汁。

| 熱量 | 136 kcal |
|---|---|
| 蛋白質 | 8.6g |
| 鉀 | 168mg |
| 磷 | 128mg |
| 含鹽量 | 0.6g |

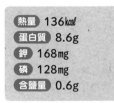

**推薦重點** 用冬粉代替河粉，能夠抑制蛋白質的攝取，魚露與檸檬汁則賦予此道料理民族風情。

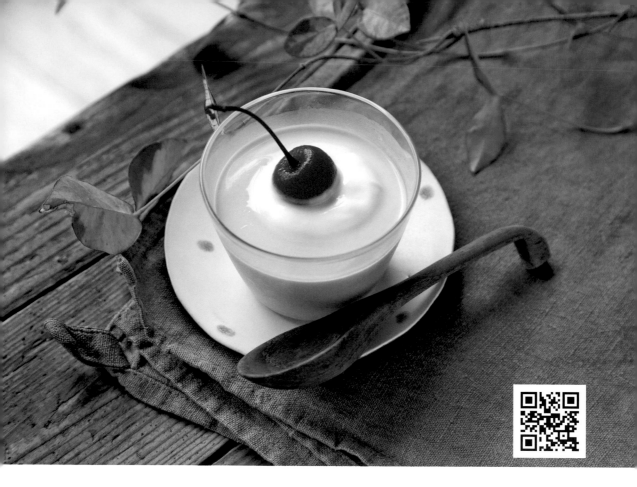

兼具煉乳甘甜與咖啡苦香的大人系甜點

# 咖啡歐蕾布丁佐優格醬

[ 材料 ]（1人份）

咖啡（萃取液）……………………50 g
砂糖………………………………4 g
鮮奶油……………………………30 g
明膠粉……………………………1.5 g
水…………………………………10 g
優格………………………………10 g
煉乳………………………………4 g
櫻桃（罐頭）……………………1顆

[ 作法 ]

1 明膠粉以水（10 g）溶開備用。

2 將咖啡與砂糖倒入耐熱容器，用微波爐加熱
（500W加熱20秒）後，添加1後混拌均勻。

3 將鮮奶油加入2中後混拌均勻。

4 將3倒入容器並稍微冷卻後，放進冰箱冷藏至
凝固。

5 將優格、煉乳加入缽碗中混和均勻。

6 將5倒入4後，用櫻桃裝飾。

| 熱量 176kcal | 蛋白質 2.8g | |
|---|---|---|
| 鉀 95mg | 磷 39mg | 含鹽量 0.1g |

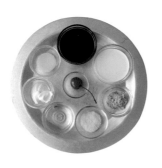

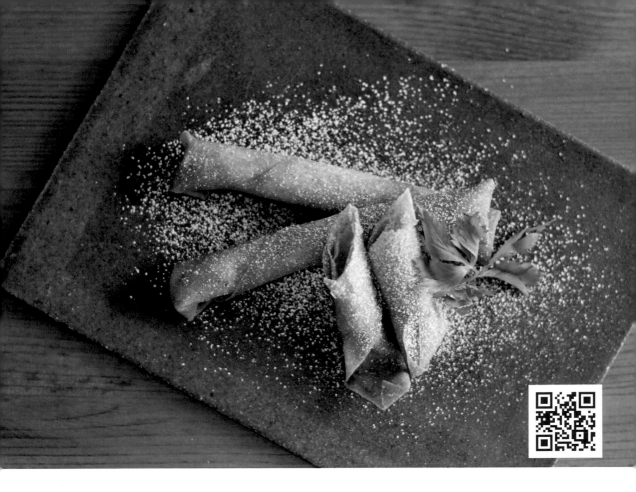

享受微成熟風格的香氣

# 南瓜藍紋起司卷

[ 材料 ]（1人份）

南瓜·········40 g
藍紋起司······3 g
鹽·····················
少許（0.05 g）
春捲皮······················
24 g（迷你尺寸3片）
炸油·········適量
肉桂粉·······0.5 g

糖粉·········0.6 g
麵糊
　麵粉·········1 g
　水·········1 g
義大利香芹···1 g

[ 作法 ]

1. 南瓜去皮後切成小塊，用水煮熟。
2. 將南瓜放入缽碗中壓碎，接著與藍紋起司、鹽混拌均勻再分成3等分。
3. 混和麵粉與水，做成黏春捲的麵糊。
4. 用春捲皮包起②，放進180℃的油鍋炸至酥脆（製作3根）。
5. 盛盤後撒上肉桂粉、糖粉，最後擺上義大利香芹裝飾。

| 熱量 209kcal | 蛋白質 3.6g |
| 鉀 205mg | 磷 47mg | 含鹽量 0.2g |

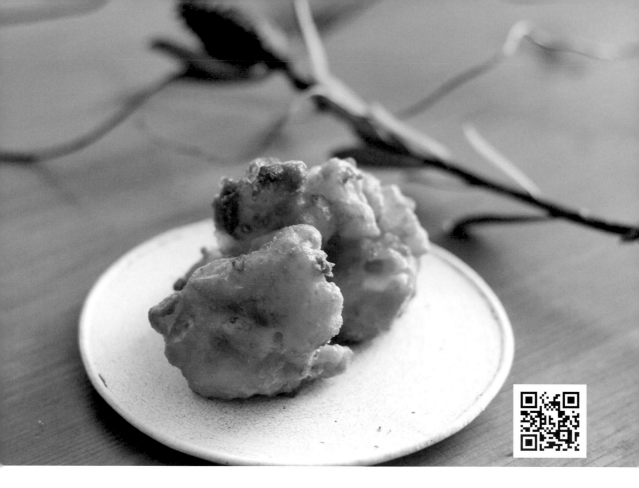

用預拌粉即可輕鬆調理！起司的香氣引人食指大動

# 義式蘋果起司丸子

[ 材料 ]（1人份）

| | |
|---|---|
| 蘋果 | 35 g |
| 卡芒貝爾起司 | 15 g |
| 鬆餅預拌粉 | 15 g |
| 牛奶 | 10 g |
| 雞蛋 | 6 g |
| 松子 | 2 g |
| 炸油 | 適量 |

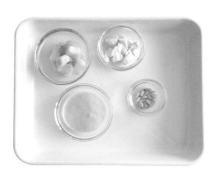

[ 作法 ]

1. 將蘋果與卡芒貝爾起司切成小塊。

2. 將鬆餅預拌粉、牛奶、雞蛋倒入缽碗中混和均勻。

3. 將❶與松子倒入❷中混拌均勻。

4. 用湯匙舀起❸後，放入180℃的熱鍋油炸。

5. 盛盤。

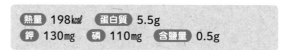

熱量 198kcal　蛋白質 5.5g
鉀 130mg　磷 110mg　含鹽量 0.5g

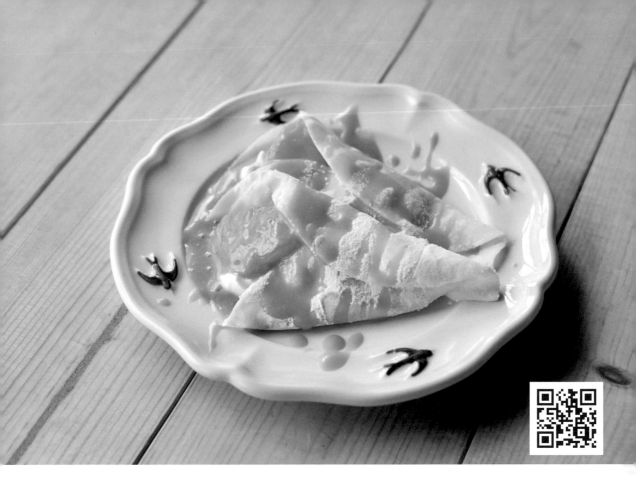

## 讓人眼睛一亮的清爽柑橘香氣
# 不知火柑焦糖迷你可麗餅

[ 材料 ]（1人份）

餃子皮⋯⋯⋯⋯⋯⋯⋯⋯12g（2片）
太白粉⋯⋯⋯⋯⋯⋯⋯⋯⋯⋯⋯⋯2g
焦糖醬
　鮮奶油⋯⋯⋯⋯⋯⋯⋯⋯⋯⋯15g
　牛奶糖（市售品）⋯⋯⋯10g（2顆）
鮮奶油⋯⋯⋯⋯⋯⋯⋯⋯⋯⋯⋯15g
砂糖⋯⋯⋯⋯⋯⋯⋯⋯⋯⋯⋯⋯⋯2g
不知火（柑橘品種）⋯⋯⋯⋯⋯20g

[ 作法 ]

① 餃子皮泡進熱水20～30秒後撈起，接著擺在撒了太白粉的砧板上。

② 將鮮奶油（15g）、切碎的牛奶糖放入耐熱容器，用微波爐加熱（500W約加熱20秒）後混拌均勻。

③ 再度將②放進微波爐加熱（500W約加熱20秒）後再次攪拌。

④ 將鮮奶油（15g）與砂糖放入缽碗中打發。不知火柑剝成瓣狀，切成方便食用的大小。

⑤ 將④、③放入①中包起來，盛盤，再淋上②的焦糖醬。

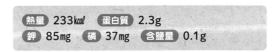

熱量 233kcal　蛋白質 2.3g
鉀 85mg　磷 37mg　含鹽量 0.1g

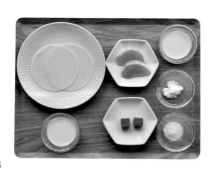

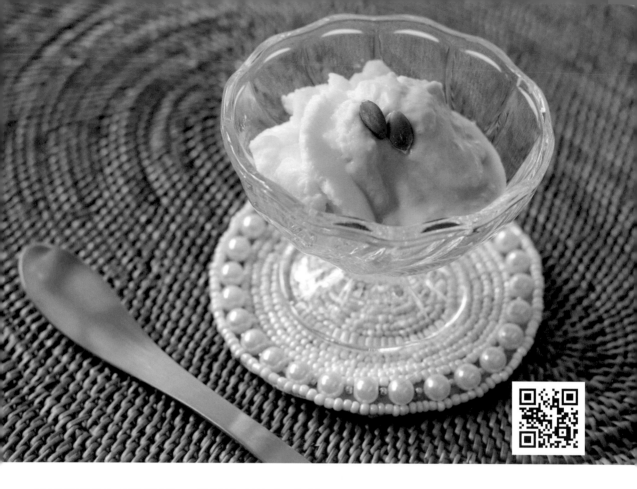

用棉花糖即可輕鬆製作，散發淡雅的南瓜香氣！

# 棉花糖慕斯佐南瓜醬

[ 材料 ]（1人份）

| | |
|---|---|
| 棉花糖 | 20 g |
| 豆漿（無調整） | 10 g |
| 南瓜（冷凍、去皮） | 15 g |
| 鮮奶油 | 30 g |
| 砂糖 | 2 g |
| 南瓜籽 | 1 g |

[ 作法 ]

① 將棉花糖與豆漿放入耐熱容器後稍微攪拌。

② 將①放進微波爐（500W加熱約30秒）加熱至棉花糖融化後取出，並用打發器打至均勻。待冷卻後再放入冰箱冷藏凝固。

③ 將南瓜放入耐熱容器，用微波爐加熱（500W加熱約30秒）後搗碎。

④ 將鮮奶油、砂糖與③放進缽碗中混拌均勻。。

⑤ 用湯匙將②舀至器皿內，再淋上④後以南瓜籽裝飾。

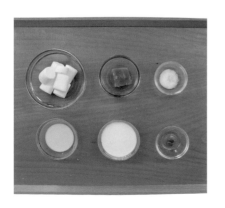

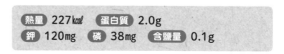

熱量 227kcal　蛋白質 2.0g
鉀 120mg　磷 38mg　含鹽量 0.1g

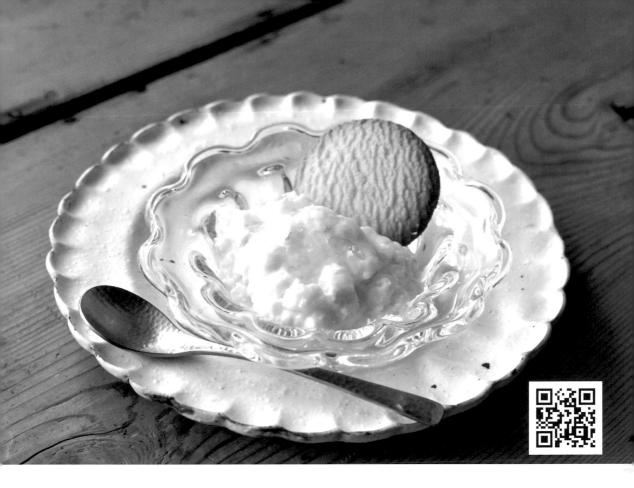

享受柚子的清新香氣

# 蕨餅風柚子奶油

[ 材料 ]（1人份）

鮮奶油⋯⋯⋯⋯⋯⋯⋯⋯⋯⋯40 g
牛奶⋯⋯⋯⋯⋯⋯⋯⋯⋯⋯⋯20 g
柚子茶⋯⋯⋯⋯⋯⋯⋯⋯⋯⋯10 g
太白粉⋯⋯⋯⋯⋯⋯⋯⋯⋯⋯⋯3 g
柚子茶⋯⋯⋯⋯⋯⋯⋯⋯⋯⋯⋯5 g
餅乾⋯⋯⋯⋯⋯⋯⋯⋯⋯⋯8 g（1片）

[ 作法 ]

1 將鮮奶油、牛奶、柚子茶（10 g）、太白粉倒入鍋中攪拌均勻後，開小火加熱並同時以木鏟攪拌。

2 煮至❶出現濃稠感時就端離火爐，倒入調理盤中放進冰箱冷藏。

3 將❷盛盤後淋上柚子茶（5 g），並搭配一片餅乾。

熱量 277 kcal　蛋白質 2.0g
鉀 76mg　磷 46mg　含鹽量 0.1g

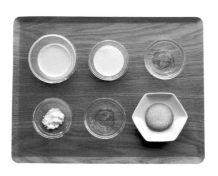

■ **標準體重的計算方法**

$$標準體重（kg）＝身高（m）×身高（m）×22$$

（例） 身高160㎝時的標準體重
  $1.6（m）×1.6（m）×22＝56.3（kg）$

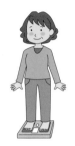

■ **標準體重一覽表（男女共通、成人）**

| 身高(cm) | 標準體重(kg) | 過瘦(kg) | 肥胖(kg) | 身高(cm) | 標準體重(kg) | 過瘦(kg) | 肥胖(kg) |
|---|---|---|---|---|---|---|---|
| 150 | 49.5 | 41.6 | 56.3 | 168 | 62.1 | 52.2 | 70.6 |
| 151 | 50.2 | 42.2 | 57.0 | 169 | 62.8 | 52.8 | 71.4 |
| 152 | 50.8 | 42.7 | 57.8 | 170 | 63.6 | 53.5 | 72.3 |
| 153 | 51.5 | 43.3 | 58.5 | 171 | 64.3 | 54.1 | 73.1 |
| 154 | 52.2 | 43.9 | 59.3 | 172 | 65.1 | 54.7 | 74.0 |
| 155 | 52.9 | 44.4 | 60.1 | 173 | 65.8 | 55.4 | 74.8 |
| 156 | 53.5 | 45.0 | 60.8 | 174 | 66.6 | 56.0 | 75.7 |
| 157 | 54.2 | 45.6 | 61.6 | 175 | 67.4 | 56.7 | 76.6 |
| 158 | 54.9 | 46.2 | 62.4 | 176 | 68.1 | 57.3 | 77.4 |
| 159 | 55.6 | 46.8 | 63.2 | 177 | 68.9 | 58.0 | 78.3 |
| 160 | 56.3 | 47.4 | 64.0 | 178 | 69.7 | 58.6 | 79.2 |
| 161 | 57.0 | 48.0 | 64.8 | 179 | 70.5 | 59.3 | 80.1 |
| 162 | 57.7 | 48.6 | 65.6 | 180 | 71.3 | 59.9 | 81.0 |
| 163 | 58.5 | 49.2 | 66.4 | 181 | 72.1 | 60.6 | 81.9 |
| 164 | 59.2 | 49.8 | 67.2 | 182 | 72.9 | 61.3 | 82.8 |
| 165 | 59.9 | 50.4 | 68.1 | 183 | 73.7 | 62.0 | 83.7 |
| 166 | 60.6 | 51.0 | 68.9 | 184 | 74.5 | 62.6 | 84.6 |
| 167 | 61.4 | 51.6 | 69.7 | 185 | 75.3 | 63.3 | 85.6 |

# 該怎麼決定飲食熱量？
## （尤其是併發糖尿病時）

　　日本腎臟學會建議的熱量攝取量，為標準體重每公斤25～30kcal（《慢性腎臟病的飲食療法基準2014》），與歐美的指引幾乎無異。這裡的標準體重相當於BMI 22的體重（身體質量指數），而體重／身高的平方即可算出BMI。

　　攝取量超過35kcal／kg的話會導致肥胖或糖尿病惡化，BMI達30以上或20以下時，都會提高腎臟功能損傷的風險；也就是說，過胖與過瘦都不好。因此在蛋白質限制下，攝取35kcal／kg的熱量就相當充足。**健康日本人的飲食攝取基準中，建議成年男性攝取的熱量為25～42kcal／kg，女性則是25～40kcal／kg，其中碳水化合物所占比例為50～65％。因此即使罹患腎臟病，只要能夠維持標準體重，可以攝取相同的熱量。也就是說，判斷熱量時以標準體重為基準會比較好懂。**

　　我以前在大學任教時曾試吃過腎臟病餐點，當時覺得相當美味。我記得那是天婦羅蓋飯，使用的辛香料是檸檬，熱量相當充足，因此即使蛋白質有所限制，嚐起來仍相當美味飽足。攝取充足的熱量有助於抑制體內蛋白質的分解（蛋白質節約效應，protein sparing effect），對腎臟病患者來說益處相當大。

　　但是併發糖尿病時該怎麼辦呢？根據《日本糖尿病學會2019指引》建議，可用目標體重×熱量係數算出應攝取的熱量。未滿65歲者的目標體重為BMI 22，65～74歲者則為22～25，75歲以上是25。而熱量係數則為輕勞動者25～30kcal／kg、普通勞動者30～35kcal／kg、重度勞動者35kcal／kg以上。也就是說，建議數據會依年齡與活動能力調整。

　　**腎臟病患者的熱量攝取，必須隨著年齡與活動量有所補償，也就是高齡衰弱者，就必須以BMI更高的標準體重為基準，增加熱量的攝取才行。**

# 關於鉀與磷

■ **CKD分類提供的飲食療法基準**

| 階段（GFR） | 鉀（mg／天） |
| --- | --- |
| 第1期（GFR≧90） | 無限制 |
| 第2期（GFR 60～89） | 無限制 |
| 第3a期（GFR 45～59） | 無限制 |
| 第3b期（GFR 30～44） | ≦2,000 |
| 第4期（GFR 15～29） | ≦1,500 |
| 第5期（GFR ＜15） | ≦1,500 |
| 5D（接受透析療法中） | ≦2,000 |

● 標準體重（BW）（kg）＝身高（m）×身高（m）×22
資料出處：日本腎臟學會《慢性腎臟病之飲食療法基準2014年版》

　　輕度腎臟機能損傷不必控制鉀的攝取。而健康日本人的建議鉀攝取量，為男性1天3g、女性1天2g，而攝取足量的鉀有助於預防高血壓、腦血管疾病與腎臟病。等腎臟機能損傷達到中等（G3b）以上的程度，就必須適度限制鉀的攝取量。

　　**也就是說，輕度的腎臟損傷仍可積極攝取蔬果，未必需要克制食用以限制維生素攝取，也不是每個人要食用的蔬菜與根莖類都得先水煮去掉一定成分。**

　　高磷血症被視為腎臟障礙、腦血管障礙與提高死亡率的危險因子，而磷的攝取量極受蛋白質的影響，因此只要限制蛋白質就能夠降低磷的攝取量。

　　另一方面，消化系統對磷的吸收，也會依攝取型態出現相當大的變動。例如：植物性食品為20～40％、動物性食品為40～60％，食品加工用的無機磷則達90％以上。**因此即使是不必限制蛋白質的輕度腎機能障礙病患，仍要減少食用加工食品、速食，以及可樂與果汁等富含無機磷的清涼飲料水，才能夠避免過度的磷造成身體負擔。**

# Part 5

# 刺激觸覺
## 的飲食

　　飲食時的觸覺（食物的表面質地）也就是所謂的口感，包括口腔接觸到的感覺、舌頭觸感、牙齒咬下時的感覺等。食物的口感會隨著剝皮、撕開、切、揉、混和、煎烤、燙、蒸、煮等調理法而異，所以請配合自己或家人的喜好，多方嘗試各種口感吧。

　　本章要介紹能夠刺激觸覺的食譜，除了可以享受食材本身軟硬的質感外，還會藉不同的調理方法衍生出不同的口感。

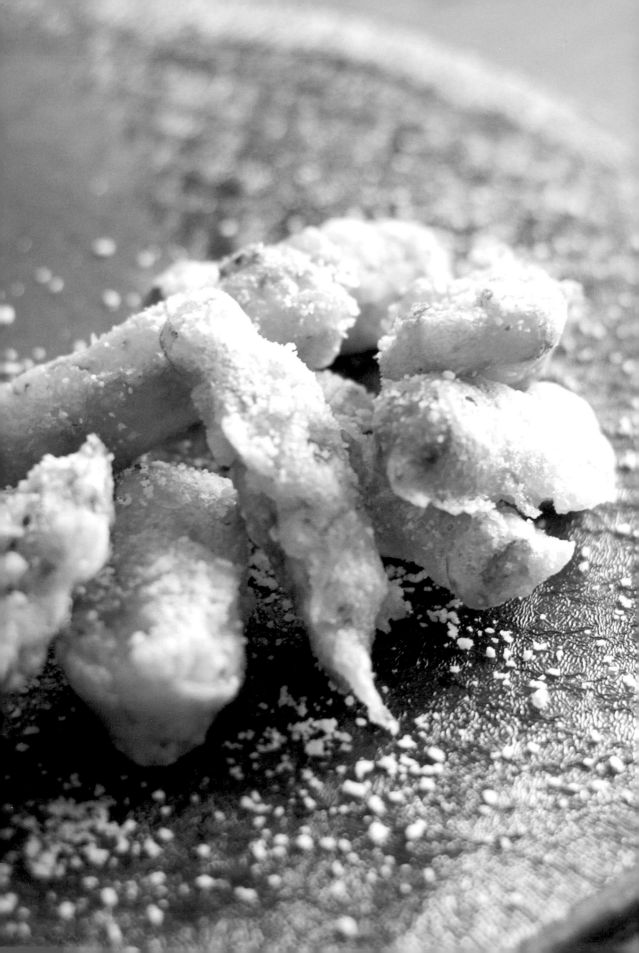

外酥內軟

# 蘆筍白肉魚天婦羅

[ 材料 ]（1人份）

| | |
|---|---|
| 綠蘆筍 | 30 g |
| 真鯛 | 30 g |
| 天婦羅粉 | 13 g |
| 碳酸水 | 18 g |
| 鹽 | 0.1 g |
| 胡椒 | 0.05 g |
| 青紫蘇 | 1 g |
| 百里香 | 0.5 g |
| 帕瑪森起司 | 1 g |
| 炸油 | 適量 |

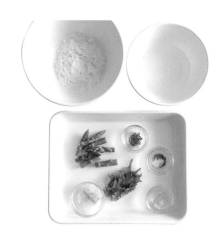

[ 作法 ]

1. 蘆筍削皮，真鯛削切成薄片。

2. 將天婦羅粉、碳酸水、鹽、胡椒、切碎的青紫蘇與百里香倒入缽碗中混拌均勻。

3. 將❶裹上❷後，放入180℃的油鍋中酥炸，接著趁熱撒上帕馬森起司後再盛盤。

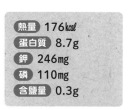

| | |
|---|---|
| 熱量 | 176 kcal |
| 蛋白質 | 8.7g |
| 鉀 | 246mg |
| 磷 | 110mg |
| 含鹽量 | 0.3g |

**推薦重點** 用天婦羅粉搭配碳酸水，能夠打造出鬆軟爽口的天婦羅。添加青紫蘇與百里香等香料蔬菜，為料理增添適度的香氣。帕瑪森起司則有提味效果。

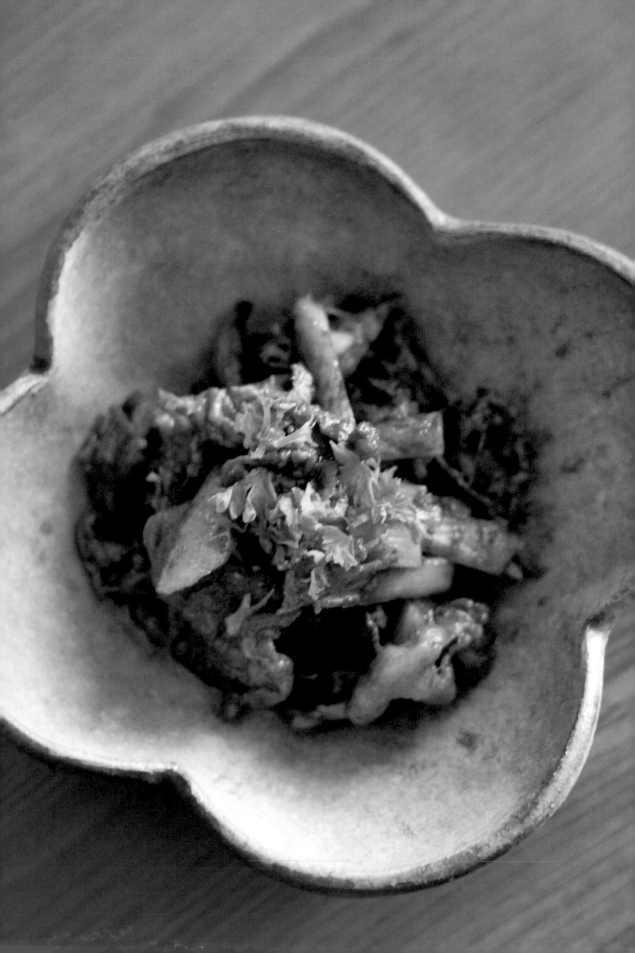

為口感爽脆的時雨煮增添變化

# 巴薩米克醋燉牛五花與牛蒡

[ 材料 ]（1人份）

| | |
|---|---|
| 牛五花肉 | 35 g |
| 牛蒡 | 15 g |
| 沙拉油 | 3 g |
| 鰹魚高湯 | 45 g |
| 醬油 | 3 g |
| 料理酒 | 10 g |
| 味醂 | 8 g |
| 砂糖 | 5 g |
| 巴薩米克醋 | 5 g |
| 香芹 | 0.5 g |

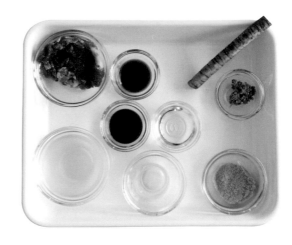

[ 作法 ]

1. 用擀麵棍敲打牛蒡後，切成3cm長。
2. 沙拉油倒入平底鍋後，用中火翻炒牛五花肉與牛蒡。
3. 倒入鰹魚高湯後，再用料理酒、味醂、砂糖、醬油、巴薩米克醋調味，再燉煮至湯汁剩8分。
4. 盛盤後撒上切碎的香芹。

| | |
|---|---|
| 熱量 | 277 kcal |
| 蛋白質 | 4.7g |
| 鉀 | 141 mg |
| 磷 | 55 mg |
| 含鹽量 | 0.6g |

 推薦重點　牛肉與牛蒡的組合會有時雨煮這道料理的印象，不過這裡因為加了巴薩米克醋，搖身一變成為不同風味的燉煮料理。

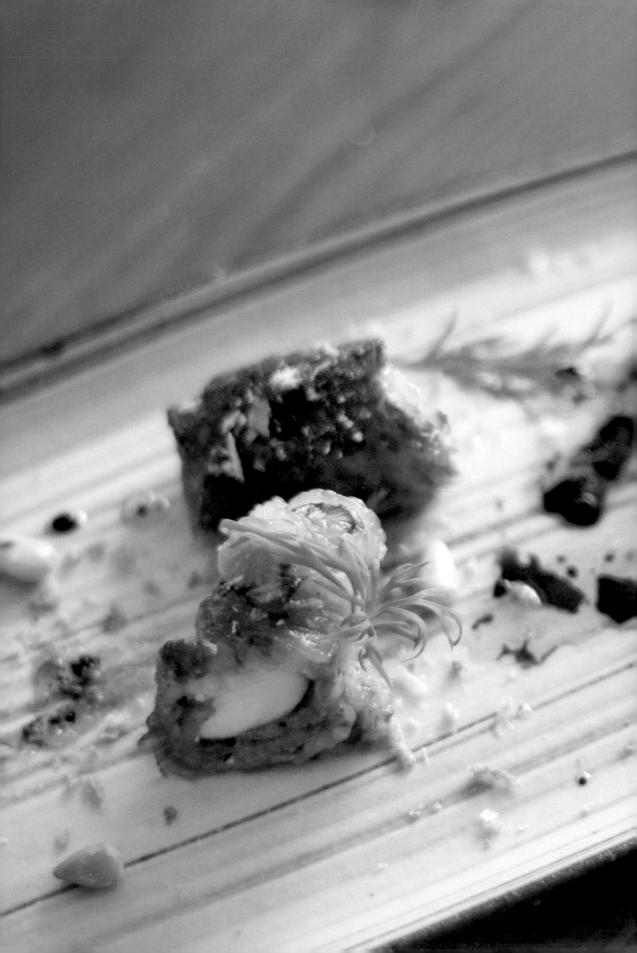

杏鮑菇的絕佳口感！

# 牛五花杏鮑菇卷

[ 材料 ]（1人份）

| | |
|---|---|
| 牛五花肉 | 50 g |
| 杏鮑菇 | 25 g |
| 鹽 | 0.2 g |
| 胡椒 | 少許（0.05 g） |
| 沙拉油 | 3 g |
| 松子 | 3 g |
| 麵包粉 | 1 g |
| 巴薩米克醋 | 3 g |
| 橄欖油 | 3 g |
| 蒔蘿 | 1 g |

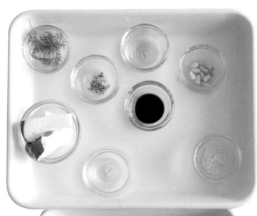

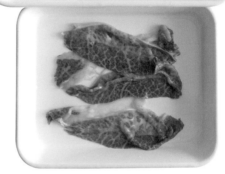

[ 作法 ]

1. 牛五花肉撒上鹽與胡椒。
2. 依牛五花肉的寬度切好杏鮑菇後，用牛五花肉捲起杏鮑菇，再用牙籤固定住。
3. 將沙拉油倒進平底鍋，煎熟牛五花肉表面後，放進220℃的烤箱中，烤熟後再切成方便食用的大小。
4. 將松子與麵包粉放進180℃的烤箱裡烤至出現香氣。
5. 將巴薩米克醋與橄欖油倒入缽碗中混拌均勻。
6. 將❸、❹盛盤後撒上❺與蒔蘿。

| | |
|---|---|
| 熱量 | 325kcal |
| 蛋白質 | 6.3g |
| 鉀 | 171mg |
| 磷 | 67mg |
| 含鹽量 | 0.2g |

推薦重點 雖然肉量偏少，但是搭配杏鮑菇等極富口感的食材，不僅感覺更豐富，吃起來也會更加滿足。享用松子與麵包粉的香氣，以及巴薩米克醋具醇厚感的酸味。

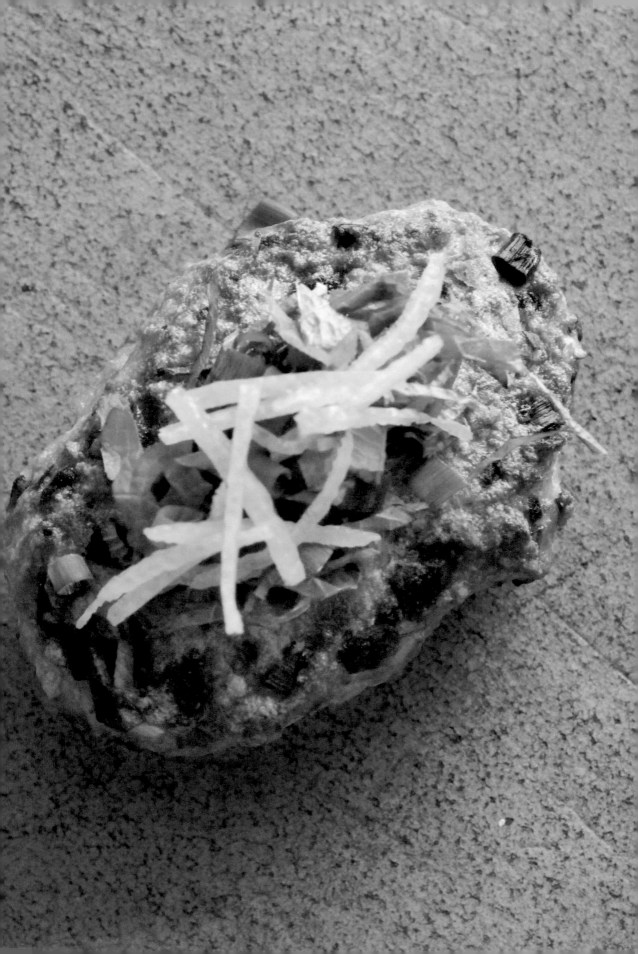

營養滿分！孩子們也喜歡的口感

# 雞肉牛蒡漢堡排

[ **材料** ]（1人份）

| | |
|---|---|
| 雞絞肉 | 50 g |
| 洋蔥 | 10 g |
| 牛蒡（水煮） | 3 g |
| 雞蛋 | 5 g |
| 太白粉 | 4 g |
| 薑 | 3 g |
| 細蔥 | 1 g |
| 醬油 | 1 g |
| 鹽 | 0.1 g |
| 胡椒 | 少許 |
| 沙拉油 | 3 g |
| 青紫蘇 | 1 g |
| 細蔥 | 1 g |
| 柚子皮 | 1 g |

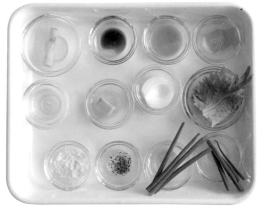

[ **作法** ]

1. 洋蔥與牛蒡切碎，薑則磨成泥，細蔥切成蔥花。

2. 雞絞肉、洋蔥、牛蒡、雞蛋、太白粉、薑、細蔥、醬油、鹽與胡椒倒入缽碗中揉捏混和，再捏成橢圓形的漢堡排。

3. 將沙拉油倒入平底鍋，煎熟雞肉漢堡排。

4. 放入200℃的烤箱中，烤至中央熟透。

5. 盛盤後撒上切成絲的青紫蘇、柚子皮，以及蔥花。

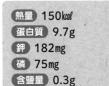

| | |
|---|---|
| 熱量 | 150kcal |
| 蛋白質 | 9.7g |
| 鉀 | 182mg |
| 磷 | 75mg |
| 含鹽量 | 0.3g |

**推薦重點** 絞肉中添加蔬菜等有助增加分量感。加入柚子皮、青紫蘇、細蔥與薑等香料蔬菜，就能夠在控制鹽分的同時也吃得到美味。

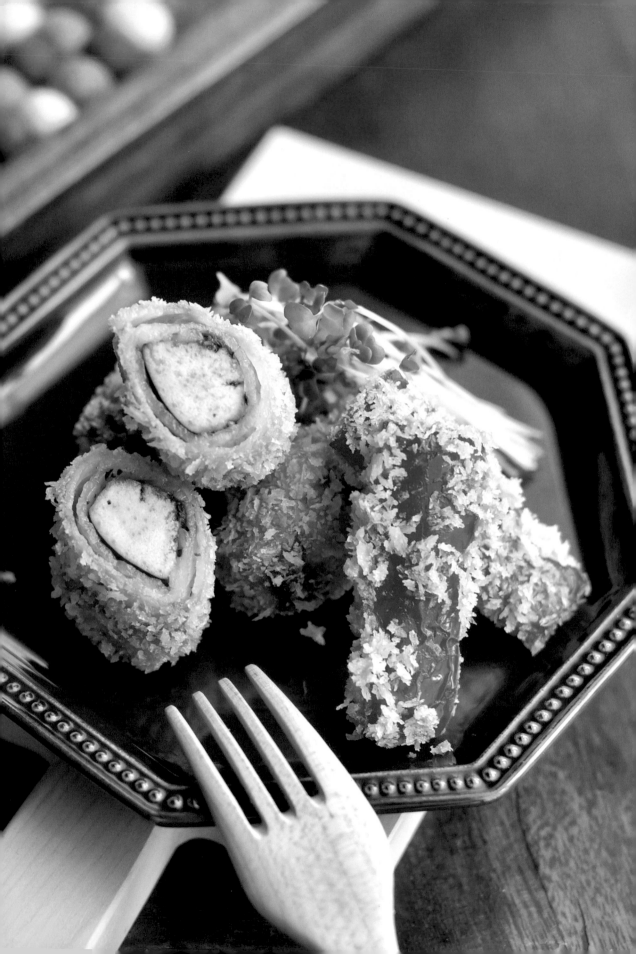

# 酥炸茄子五花肉

[ 材料 ]（1人份）

| | |
|---|---|
| 豬五花肉 | 30 g |
| 胡椒 | 少許 |
| 茄子 | 20 g |
| 紅色甜椒 | 8 g |
| 甜麵醬 | 3 g |
| 料理酒 | 0.5 g |
| 麵粉 | 4 g |
| 雞蛋 | 6 g |
| 麵包粉 | 6 g |
| 炸油 | 適量 |
| 花椰菜芽 | 2 g |

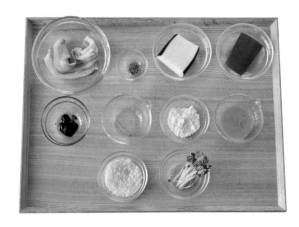

[ 作法 ]

1 將豬五花肉切成3等分，撒上胡椒。

2 茄子切成長條狀（準備3條）。

3 紅色甜椒切對半。

4 將甜麵醬與料理酒倒入缽碗中混拌均勻。

5 將2拌入4，用1捲起（製作3捲）。

6 將5與3依序裹上麵粉、雞蛋、麵包粉後放入炸油中酥炸。

7 將6盛盤後，添附上切成易於食用大小的花椰菜芽。

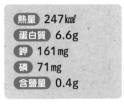

| | |
|---|---|
| 熱量 | 247 kcal |
| 蛋白質 | 6.6 g |
| 鉀 | 161 mg |
| 磷 | 71 mg |
| 含鹽量 | 0.4 g |

 推薦重點　先用甜麵醬醃漬茄子，入味後不用再另外淋上醬料也相當美味。雖然豬肉的用量很少，但是用肉捲起蔬菜一起炸，吃起來就相當飽足。

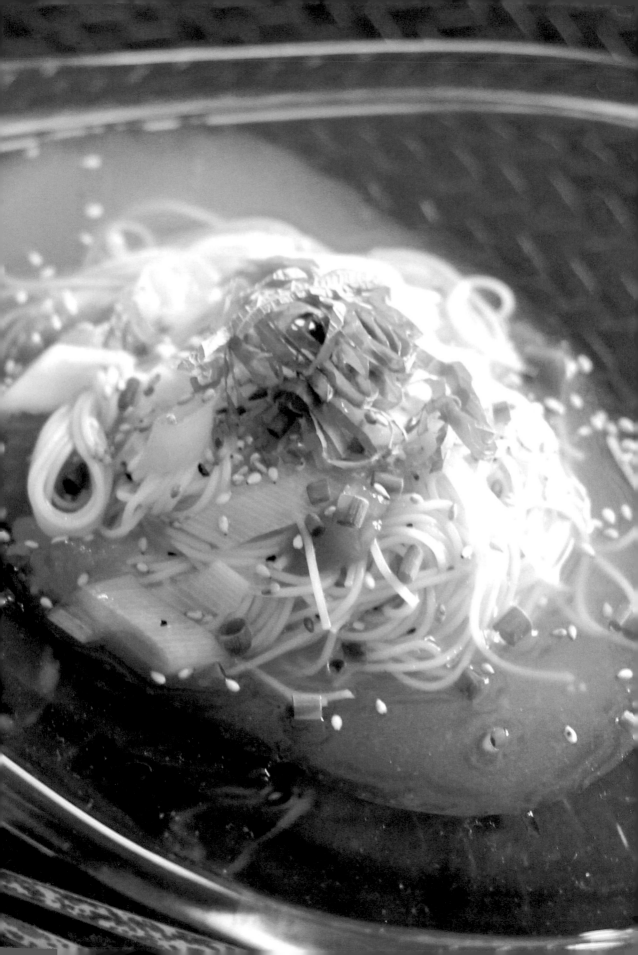

湯頭帶出滑順清爽的美味

# 和風天使麵

[ 材料 ]（1人份）

| | |
|---|---|
| 天使麵 | 35 g |
| 鰹魚高湯 | 200 g |
| 長蔥 | 10 g |
| 番茄 | 10 g |
| 細蔥 | 1 g |
| 青紫蘇 | 1 g |
| 芝麻 | 0.5 g |
| 鹽 | 0.8 g |
| 醬油 | 3 g |
| 胡椒 | 少許 |
| 玉米澱粉 | 2 g |
| 水 | 3 g |

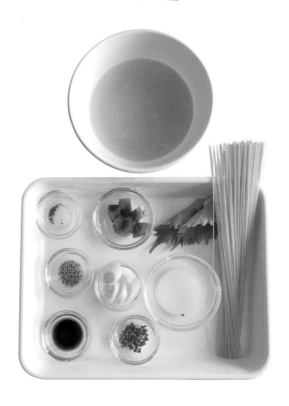

[ 作法 ]

1 煮熟天使麵，用冷水沖洗後再瀝乾水氣。

2 煮沸鰹魚高湯，稍微煮熟斜切的長蔥、切成不規則塊狀的番茄。用鹽、醬油、胡椒調味後，倒入事前以水（3g）溶開的玉米澱粉勾芡，接著將鍋子放進冷水中確實冷卻。

3 將天使麵盛盤，淋上2的醬料，撒上蔥花、青紫蘇絲與芝麻。

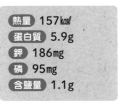

| | |
|---|---|
| 熱量 | 157 kcal |
| 蛋白質 | 5.9g |
| 鉀 | 186mg |
| 磷 | 95mg |
| 含鹽量 | 1.1g |

 滋味紮實的鰹魚高湯，即使減少鹽分仍然可以吃得相當滿足。用玉米澱粉勾芡能夠幫助醬料沾裹在麵條上，再使用芝麻與青紫蘇來提味。

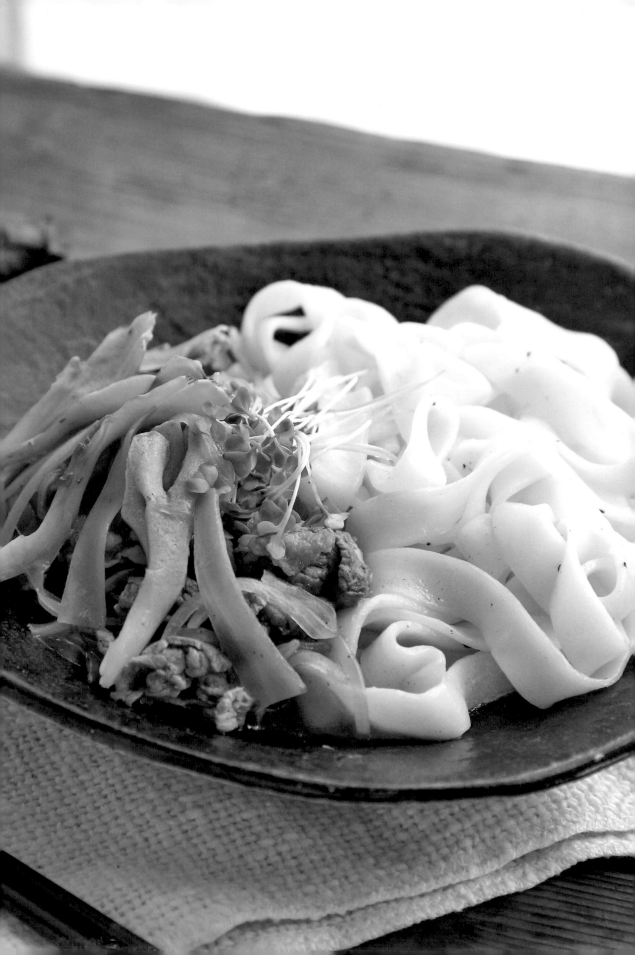

濃稠又熱騰騰

# 芡汁炒烏龍麵

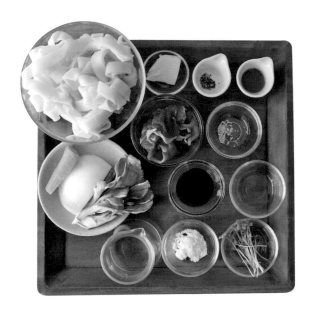

[ 材料 ]（1人份）

| | |
|---|---|
| 熟烏龍麵（平打麵）·················150 g | |
| 奶油······················6 g | |
| 粗粒黑胡椒··············少許 | |
| 洋蔥······················30 g | |
| 胡蘿蔔····················8 g | |
| 舞菇······················20 g | |
| 牛五花肉··················40 g | |
| 麻油·······················2 g | |
| 水·························80 g | |
| 雞骨高湯粉··············0.5 g | |
| 蠔油·······················5 g | |
| 白高湯醬油················3 g | |
| 太白粉·····················2 g | |
| 花椰菜芽···················1 g | |

[ 作法 ]

❶ 汆燙切成絲的洋蔥與胡蘿蔔、分成小朵的舞菇。

❷ 麻油倒入鍋中後開火，再加入牛五花肉翻炒。加入❶快速炒過後，再放進水、雞骨高湯粉、蠔油、白高湯醬油。

❸ 煮沸❷之後，倒入預先用水溶開的太白粉勾芡。

❹ 將熱水淋在烏龍麵上使之分散後瀝乾。

❺ 將奶油放入平底鍋後開火，倒入烏龍麵拌炒後，撒上粗粒黑胡椒調味，盛盤。

❻ 將❸淋在❺上，再擺上花椰菜芽。

| | |
|---|---|
| 熱量 400kcal | |
| 蛋白質 10.9g | |
| 鉀 201mg | |
| 磷 106mg | |
| 含鹽量 1.8g | |

推薦重點　舞菇的含鉀量會在煮過後減半。烏龍麵先用了奶油、粗粒黑胡椒調味，再搭配口味淡雅的芡汁就相當美味。

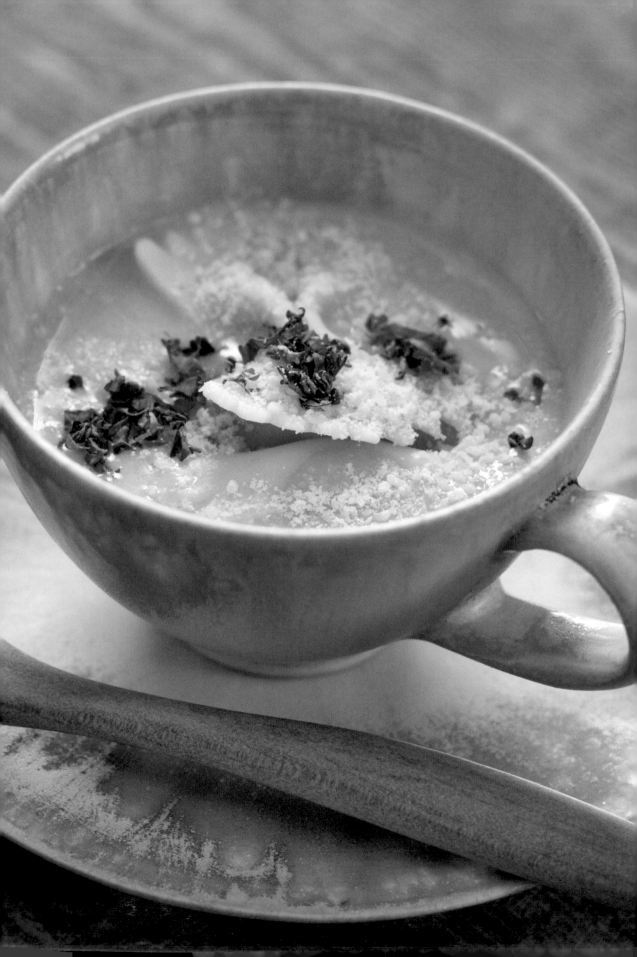

沁入體內的鬆軟甘甜

# 蝴蝶麵南瓜湯

[ 材料 ]（1人份）

南瓜·····················30 g
洋蔥·····················15 g
沙拉油···················5 g
水·······················120 g
牛奶·····················30 g
鮮奶油···················10 g
鹽·······················0.3 g
胡椒·····················少許
蝴蝶麵（蝴蝶形狀的短義大
利麵）···················10 g
香芹·····················0.1 g
帕瑪森起司···············0.1 g

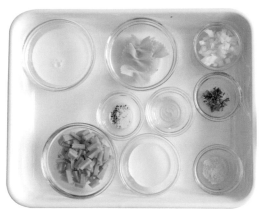

[ 作法 ]

1. 南瓜去皮後切碎，洋蔥也同樣切碎。
2. 將油倒入鍋中，用小火仔細翻炒洋蔥與南瓜。
   等南瓜煮軟後，再加入水稍微燉煮。
3. 倒入牛奶與鮮奶油稍微加熱後，放涼一下再撒
   上鹽與胡椒，用食物調理機打碎。
4. 盛盤後放入煮好的蝴蝶麵，撒上香芹與帕瑪森
   起司。

熱量 181 kcal
蛋白質 3.2g
鉀 232 mg
磷 65 mg
含鹽量 0.4g

推薦重點 雖然牛奶富含鉀與
磷，但還是可以少量
加進湯中使用。搭配
蝴蝶麵可大幅增加飽足感，再
添加鮮奶油則可補足熱量。

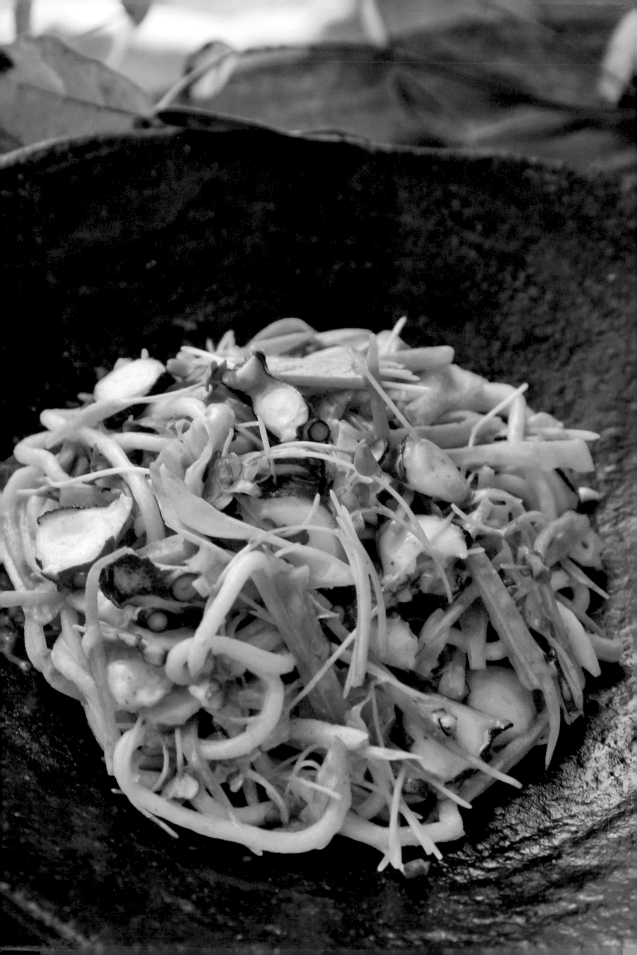

滑溜溜的北海道人氣料理

# 章魚拉麵沙拉

[ 材料 ]（1人份）

油麵（生）⋯⋯⋯⋯⋯25 g
章魚（水煮）⋯⋯⋯⋯25 g
萵苣⋯⋯⋯⋯⋯⋯⋯10 g
胡蘿蔔⋯⋯⋯⋯⋯⋯10 g
花椰菜芽⋯⋯⋯⋯⋯10 g
醋⋯⋯⋯⋯⋯⋯⋯⋯8 g
砂糖⋯⋯⋯⋯⋯⋯⋯1 g
美乃滋⋯⋯⋯⋯⋯⋯5 g
醬油⋯⋯⋯⋯⋯⋯⋯2 g
麻油⋯⋯⋯⋯⋯⋯⋯2 g
韓式辣椒醬⋯⋯⋯⋯1 g

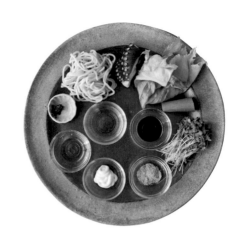

[ 作法 ]

1 萵苣切絲，花椰菜芽切成方便食用的大小。

2 胡蘿蔔切絲後大致燙熟。

3 章魚切成方便食用的大小。

4 油麵煮熟後泡冷水再瀝除水氣。

5 將醋、砂糖、美乃滋、醬油、麻油、韓式辣椒醬倒入缽碗中混拌均勻。

6 將所有食材倒入 5 中混拌均勻。

7 將 6 盛盤。

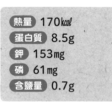

| 熱量 | 170 kcal |
| 蛋白質 | 8.5g |
| 鉀 | 153mg |
| 磷 | 61mg |
| 含鹽量 | 0.7g |

 口感豐富的沙拉。使用了醋帶來清爽感，再使用韓式辣椒醬加入辛辣滋味，打造豐富的層次感。

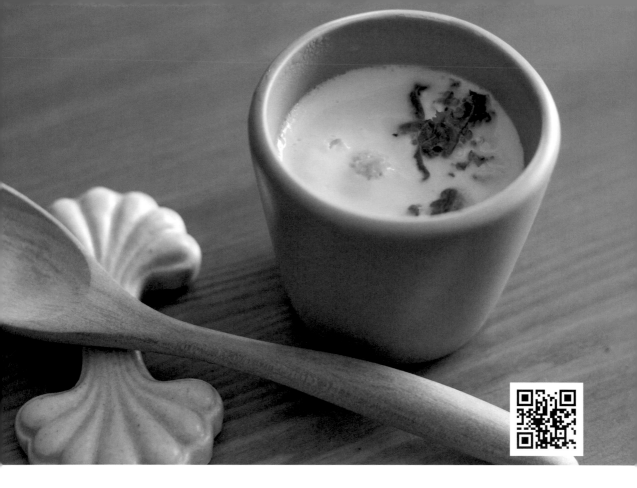

將濃醇的法式料理端上家庭餐桌

# 雞湯油菜蒸蛋

[ 材料 ]（1人份）

| | | | |
|---|---|---|---|
| 雞蛋 | 16 g | 胡椒 | 少許 |
| 法式雞高湯 | | 油菜 | 5 g |
| | 40 g | 香菇 | 6 g |
| 牛奶 | 10 g | 雞腿肉 | 20 g |
| 鹽 | 0.1 g | 沙拉油 | 1 g |

[ 作法 ]

① 輕輕打散蛋液後，再與法式雞高湯、牛奶、鹽、胡椒拌在一起，調製出法式蒸蛋的基底。

② 燙熟油菜。

③ 將油倒入平底鍋後，煎熟香菇與雞腿肉。

④ 將油菜、雞腿肉與香菇放進容器後，再倒入❶的法式蒸蛋基底。

⑤ 在鍋子與鍋蓋之間夾上筷子，用大火加熱3分鐘、小火加熱7分鐘後關火，最後完全蓋緊鍋蓋悶10分鐘。

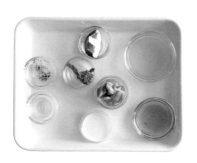

| 熱量 86kcal | 蛋白質 6.5g | |
|---|---|---|
| 鉀 145mg | 磷 90mg | 含鹽量 0.2g |

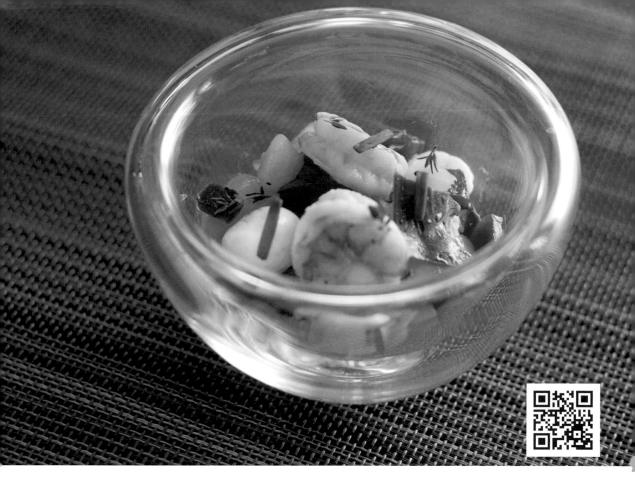

在最能嚐出食材滋味的溫度下享用

# 莫札瑞拉起司鮮蝦溫沙拉

[ 材料 ]（1人份）

蝦子⋯⋯⋯⋯15 g
莫札瑞拉起司
⋯⋯⋯⋯⋯⋯15 g
紅色甜椒⋯⋯25 g
洋蔥⋯⋯⋯⋯30 g
橄欖油⋯⋯⋯2 g
鹽⋯⋯⋯⋯0.2 g
胡椒⋯⋯⋯⋯少許

生火腿⋯⋯⋯5 g
橄欖油⋯⋯⋯5 g
紅酒醋⋯⋯⋯3 g
鹽⋯⋯⋯⋯0.2 g
胡椒⋯⋯⋯⋯少許
百里香⋯⋯0.5 g
細蔥⋯⋯⋯⋯1 g

[ 作法 ]

① 蝦子剝殼去沙腸後煮熟。

② 莫札瑞拉起司、甜椒、洋蔥切丁。

③ 生火腿切成小塊。

④ 橄欖油（2 g）倒入平底鍋，炒熟甜椒與洋蔥後，用鹽與胡椒調味。

⑤ 將蝦子、莫札瑞拉起司、④、生火腿倒入缽碗中，加入橄欖油（5 g）、紅酒醋、鹽、胡椒、切碎的百里香、細蔥調味。

| 熱量 152kcal | 蛋白質 7.4g |
|---|---|
| 鉀 171mg | 磷 98mg | 含鹽量 0.6g |

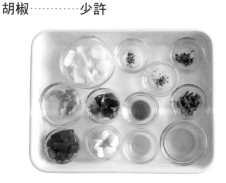

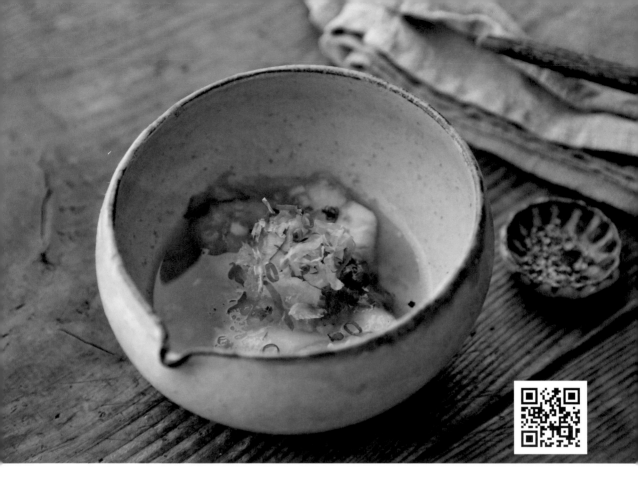

熱騰騰又綿密～的口感

# 油炸莫札瑞拉起司

[ 材料 ]（1人份）

| | |
|---|---|
| 莫札瑞拉起司<br>⋯⋯⋯⋯⋯40 g | 味醂⋯⋯⋯⋯⋯2 g |
| 太白粉⋯⋯⋯5 g | 白蘿蔔⋯⋯⋯30 g |
| 炸油⋯⋯⋯適量 | 細蔥⋯⋯⋯⋯1 g |
| 鰹魚高湯⋯25 g | 柴魚片⋯⋯⋯0.3 g |
| 醬油⋯⋯⋯⋯2 g | 粗粒黑胡椒⋯少許 |

[ 作法 ]

1　將莫札瑞拉起司切成2等分，用廚房紙巾吸乾水氣。

2　撒上太白粉後快速炸一下。

3　細蔥切成蔥花，白蘿蔔磨成泥後瀝除水分。

4　將鰹魚高湯、醬油與味醂倒入鍋中煮沸。

5　將2盛盤後倒入4，再擺上蘿蔔泥、蔥與柴魚片，最後撒上粗粒黑胡椒。

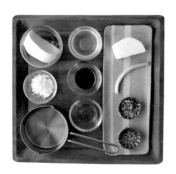

| 熱量 185 kcal | 蛋白質 8.0g | |
|---|---|---|
| 鉀 86mg | 磷 119mg | 含鹽量 0.4g |

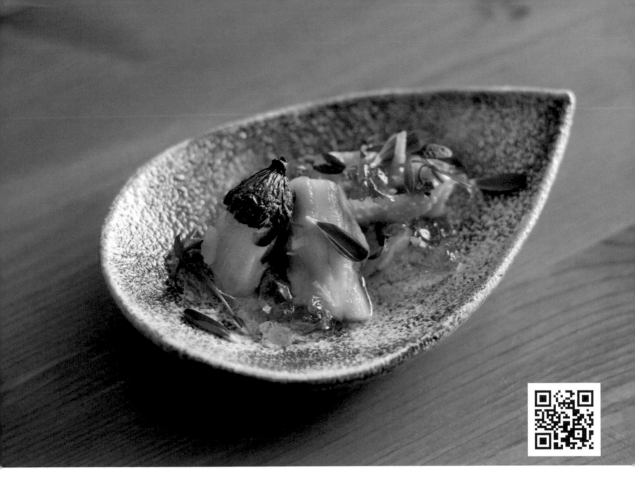

膠原蛋白讓皮膚也有滑溜Q彈

# 和風茄子凍

[ 材料 ]（1人份）

| | | | |
|---|---|---|---|
| 茄子 | 55 g | 醬油 | 1 g |
| 柚子皮 | 2 g | 鹽 | 少許（0.05 g） |
| 橄欖油 | 2 g | 明膠粉 | 2 g |
| 鹽 | 0.1 g | 食用菊花 | 少許 |
| 鰹魚高湯 | 40 g | 莧菜籽（準穀物） | |
| 味醂 | 2 g | | 1 g |

[ 作法 ]

1. 茄子稍微切掉蒂頭與尾端。
2. 用烤網烤熟茄子後剝皮，再切成方便食用的大小。
3. 將鰹魚高湯、味醂、醬油與鹽倒入鍋中加熱，接著加入另外用水溶開的明膠粉後攪拌，最後放進冰箱冷藏。
4. 將切碎的柚子皮、橄欖油與鹽撒在❷上。
5. 將❹盛盤後淋上❸的醬凍，最後撒上食用菊花與莧菜籽。

| 熱量 45kcal | 蛋白質 2.6g | |
|---|---|---|
| 鉀 138mg | 磷 25mg | 含鹽量 0.3g |

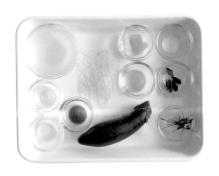

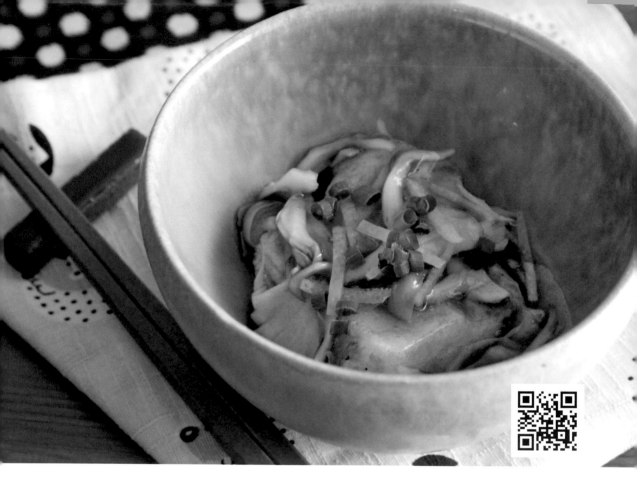

散發高湯香氣的濃稠料理

# 炸豆腐佐柚子菇菇羹

[ 材料 ]（1人份）

| | |
|---|---|
| 嫩豆腐………80 g | 味醂…………3 g |
| 太白粉………5 g | 酒……………3 g |
| 炸油…………適量 | 醬油…………3 g |
| 舞菇…………10 g | 砂糖…………2 g |
| 鴻禧菇………5 g | 太白粉………3 g |
| 鰹魚高湯……60 g | 柚子皮………0.3 g |
| | 細蔥…………0.1 g |

[ 作法 ]

1. 豆腐切成方便食用的大小，表面沾上太白粉後，用170℃的熱油炸。
2. 舞菇、鴻禧菇分成小朵後煮熟。
3. 將鰹魚高湯倒入鍋中開火，倒入❷、味醂、酒、醬油、砂糖後煮滾，並淋上用水溶開的太白粉。
4. 將豆腐與芡汁盛盤。
5. 撒上切成絲的柚子皮以及蔥花。

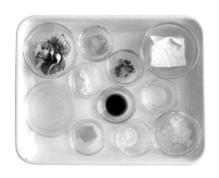

| 熱量 95kcal | 蛋白質 4.8g |
|---|---|
| 鉀 193mg | 磷 93mg | 含鹽量 0.5g |

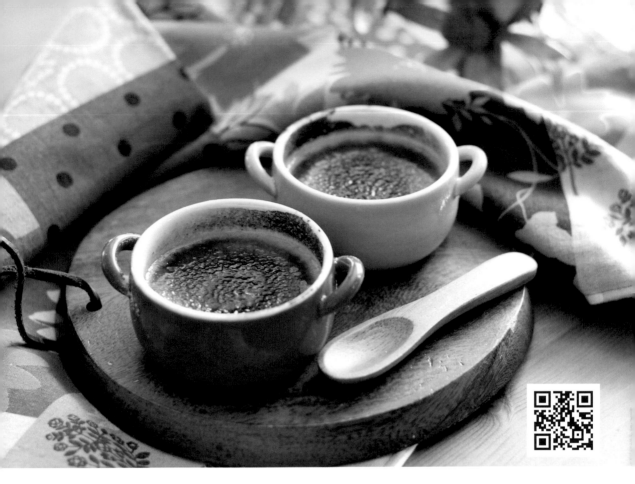

濃醇綿密

# 南瓜烤布蕾

[ 材料 ]（1人份）

南瓜·······························20 g
蛋黃·······························12 g
細砂糖···························1.5 g
牛奶·······························35 g
鮮奶油·····························3 g
紅糖（100%蔗糖的褐色砂糖）···1 g

[ 作法 ]

1. 南瓜切成小塊後煮熟。
2. 南瓜煮熟後瀝乾，放在篩子上壓碎。
3. 混和細砂糖與蛋黃。
4. 將牛奶與鮮奶油拌入❷的南瓜糊，再與❸混拌。
5. 將器皿放在加水的托盤後，放進160℃的烤箱烤20分鐘。
6. 表面撒上紅糖。

| 熱量 102kcal | 蛋白質 3.5g | |
| --- | --- | --- |
| 鉀 145mg | 磷 110mg | 含鹽量 0.1g |

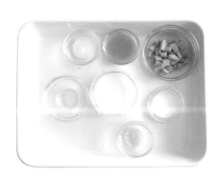

# 植物性蛋白質
# 比動物性蛋白質好嗎？

　　動物性蛋白質（肉類、蛋、乳製品、海鮮）富含營養素（必需胺基酸、維生素、鋅等微量元素等），但是飽和脂肪酸與膽固醇也偏高，磷吸收率亦相當高。此外香腸等肉類加工食品、起司等乳製品的含鹽量都頗高。而植物性蛋白質（米、小麥等穀類、大豆等豆類）則具有抗氧化作用。

　　有研究報告顯示素食主義者較少出現腎臟損傷的併發症，尤其是長期持續DASH飲食（以水果、蔬菜、低脂肪乳製品等植物性食品為主的飲食法）者，腎臟損傷的狀況更是少。此外也有報告顯示，持續地中海飲食（以蔬菜、豆類、水果、穀類、橄欖油、魚肉為主，肉類偏少，會飲用葡萄酒）者的腎臟損傷機率也較低。

　　最具代表性的植物性蛋白質食材——大豆，已經證實能夠減少尿蛋白，具有保護腎臟的效果。日本特有的和食於2013年列為聯合國無形文化遺產，有研究顯示洗腎患者食用這類飲食時，攝取到的米蛋白質不會伴隨磷與鉀的累積，可以說是安全有效的蛋白質補充來源。**但是目前少有針對特定飲食的研究，因此仍無法確定其有效性。**

DASH飲食

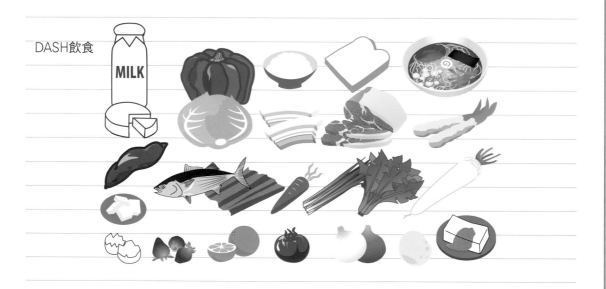

# 請教教我調理的訣竅

## 肉排vs.漢堡排、一分熟vs.全熟，哪個比較好呢？

〈煎、炸〉等高溫乾燥的加熱調理法，會增加傷腎物質（糖化終產物），〈**小火慢煮、蒸、水煮**〉等低溫、高濕度的調理法，則較不易產生糖化終產物。此外事前用檸檬或醋醃過，也有助於抑制傷腎物質的產生。

食用豆類時不要喝下湯汁，能夠減少磷與鉀的攝取量。

目前已知老年人身體消化吸收蛋白質的效率，會隨著調理方法而異。以肉排與絞肉來說，食用絞肉時的胺基酸吸收率較高，會促進蛋白質的合成。以肉排的一分熟與全熟來說，也有研究顯示徹底煎過的全熟肉胺基酸濃度較高。

蛋白質是由20種胺基酸結合而成的化合物，沒辦法透過其他營養素在體內自行合成，必須從外部攝取才行。這20種胺基酸當中，有11種能夠藉由其他胺基酸或代謝中間產物合成，剩下9種則只能透過飲食直接攝取，這些就稱為必需胺基酸。也就是說，只要胺基酸吸收效率好、濃度高，那麼不需要透過食物攝取蛋白質，仍可為身體供應優良的蛋白質。

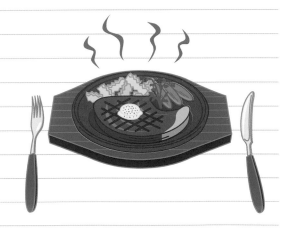

## ● 調理負責人共同的話

　　為了盡可能減少調理的負擔，也為了幫助各位由衷享受料理，我們每天都耗費心思拍照、試作，努力站在讀者的角度思考。像是確認藝術家帶有手作溫潤感的器皿，是否能夠增添料理溫馨感？該如何配置才能夠打造出均衡的色彩？高聳的擺盤方式是否有助於刺激食慾？什麼樣的步驟與動作更好懂？事實上本書照片與烹飪影片，都非由專業攝影師所拍攝，而是調理負責人們經過多番討論後拍攝而成，期許主婦或料理愛好者等，在飲食限制下仍可充分享受做菜的樂趣。我們期待努力站在讀者角度編撰而成的本書，能夠多少為各位帶來助益。